ERGEBNISSE DER HYGIENE, BAKTERIOLOGIE, IMMUNITÄTS-FORSCHUNG UND EXPERIMENTELLEN THERAPIE

(FORTSETZUNG DES JAHRESBERICHTS ÜBER DIE ERGEBNISSE
DER IMMUNITÄTSFORSCHUNG)

UNTER MITWIRKUNG HERVORRAGENDER FACHLEUTE

HERAUSGEGEBEN VON

PROFESSOR Dr. E. WOLFGANG WEICHARDT

ERLANGEN

SONDERDRUCK AUS BAND II

F. ROTT
GEBURTENHÄUFIGKEIT, SÄUGLINGSSTERBLICHKEIT UND SÄUGLINGSSCHUTZ IN DEN ERSTEN BEIDEN KRIEGSJAHREN

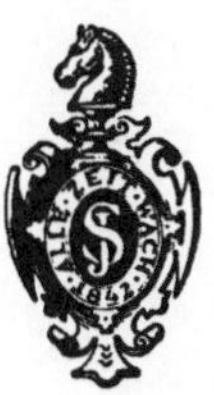

SPRINGER FACHMEDIEN WIESBADEN GMBH

1917

ISBN 978-3-662-42195-6   ISBN 978-3-662-42464-3 (eBook)
DOI 10.1007/978-3-662-42464-3

Inhalt des II. Bandes.

Geburtenhäufigkeit, Säuglingssterblichkeit und Säuglingsschutz in den ersten beiden Kriegsjahren[*].

Von

F. Rott-Berlin.

I.

Die Säuglingssterblichkeit hat im ersten Kriegsjahre (1914) eine nicht unerhebliche Steigerung erfahren; im zweiten Kriegsjahre (1915) dagegen ist ein beträchtliches Absinken derselben eingetreten. Welche Gründe für die beiden Erscheinungen maßgebend gewesen sind oder als maßgebend angenommen werden können, ist Gegenstand der nachfolgenden Betrachtungen.

Zunächst wird es sich darum handeln zu versuchen, die Gründe der Steigerung der Säuglingssterblichkeit im Jahre 1914 näher klarzulegen. Schon für die weitere Ausgestaltung der Säuglingsschutzmaßnahmen ist es wichtig zu wissen, ob der Anstieg der Säuglingssterblichkeit allein oder vorwiegend als Folge der Sommerhitze aufzufassen ist, oder ob auch andere Faktoren, vornehmlich solche, die der Kriegsausbruch und Kriegszustand direkt mit sich brachte, verantwortlich gemacht werden müssen. Für das zweite Kriegsjahr ist die Fragestellung dahin zu präzisieren, ob und inwieweit das Absinken der Zahl der Lebendgeborenen und inwieweit die allenthalben einsetzenden Maßnahmen zur Beseitigung der durch den Krieg geschaffenen Notlage an der Verminderung der Säuglingssterblichkeit beteiligt gewesen sind.

Die Säuglingssterblichkeit im ersten Kriegsjahre ist für das Reich und die Bundesstaaten in der nachstehenden Tabelle 1 zusammengestellt und in Vergleich zu den Vorjahren 1911, 1912 und 1913 gesetzt worden[1]. Im Reiche ist die Säuglingssterblichkeit von 14,7 % im Jahre 1912 und 15,1 % im Jahre 1913 auf 16,4 % im Jahre 1914 gestiegen; sie blieb jedoch weit unter der Sterblichkeit des Hitzejahres 1911, die 19,2 % betrug. Auch in den Bundesstaaten — mit Ausnahme von drei kleineren Staaten, nämlich Sachsen-Meiningen, Reuß ä. L., Reuß j. L. — war durchweg ein Ansteigen der Säuglingssterblichkeit im Jahre 1914 gegen das Vorjahr zu verzeichnen. Die Sterbeziffern waren auch in fast allen Bundesstaaten höher als 1912, nur in Sachsen-Meiningen, Schwarzburg-Rudolstadt, Reuß ä. L., Reuß j. L., Schaumburg-Lippe und Hamburg waren sie niedriger als 1912, in Bremen war die Säuglingssterbe-

---

[*] Abgeschlossen 6. XI. 1916.

[1] Die Ziffern sind dem Statistischen Jahrbuche für das Deutsche Reich (36. Jahrgang 1915, S. 40 und 37. Jahrgang 1916, S. 10) entnommen.

ziffer in den Jahren 1914 und 1912 die gleiche. Außer in Mecklenburg-Strelitz und Waldeck erreichte die Säuglingssterblichkeit in keinem Bundesstaate die Höhe des Hitzejahres 1911. Vergleicht man die Säuglingssterbeziffern in den einzelnen Provinzen Preußens, so findet sich auch hier überall ein Ansteigen im ersten Kriegsjahre 1914 gegenüber 1913 und auch 1912 — bei 1912 mit Ausnahme von Hohenzollern. Aus dem Vergleich zwischen 1914 und 1911 ergibt sich, daß die Säuglingssterblichkeit des Hitzejahres 1911 durch diejenige des ersten Kriegsjahres in zwei Provinzen — Ost- und Westpreußen — übertroffen worden ist.

Tabelle 1.

Die Säuglingssterblichkeit im Deutschen Reiche in den Jahren 1911, 1912, 1913 und 1914.

Im 1. Lebensjahr Gestorbene (ohne Totgeborene) auf 100 Lebendgeborene berechnet.

Staaten und Landesteile	1911	1912	1913	1914
Provinz Ostpreußen	19,2	17,8	18,5	22,5
„ Westpreußen	20,9	19,1	19,1	21,9
Stadt Berlin	17,3	14,2	13,7	15,6
Provinz Brandenburg	20,2	16,1	16,2	18,3
„ Pommern	20,5	17,0	17,6	19,8
„ Posen	19,1	16,8	17,7	18,5
„ Schlesien	22,2	17,8	19,4	19,9
„ Sachsen	23,3	15,7	15,9	17,2
„ Schleswig-Holstein	15,9	13,0	12,2	13,8
„ Hannover	14,2	10,7	10,8	12,0
„ Westfalen	15,8	12,1	12,4	13,7
„ Hessen-Nassau	11,7	8,9	9,1	9,9
„ Rheinland	18,7	12,2	12,7	13,7
Hohenzollern	20,6	16,4	14,2	15,2
Preußen	18,8	14,6	15,0	16,4
Bayern r. d. Rheins	23,1	18,5	19,0	20,1
Bayern l. d. Rheins (Pfalz)	17,1	12,9	13,3	14,1
Bayern	22,3	17,7	18,2	19,3
Sachsen (Königr.)	22,8	15,6	15,7	17,1
Württemberg	19,1	13,8	14,0	14,5
Baden	17,5	13,8	13,8	13,9
Hessen	12,9	10,0	9,3	10,3
Mecklenburg-Schwerin	19,8	16,3	16,3	18,9
Sachsen (Großh.)	17,9	13,1	13,7	15,1
Mecklenburg-Strelitz	20,9	16,8	17,8	21,2
Oldenburg	13,2	10,8	10,3	11,9
Braunschweig	18,9	13,2	13,8	15,9
Sachsen-Meiningen	15,2	12,6	13,0	12,2
Sachsen-Altenburg	25,0	17,1	18,1	20,9
Sachsen-Coburg-Gotha	18,2	12,0	12,7	14,2
Anhalt	22,5	14,5	15,7	16,4
Schwarzburg-Sonders-hausen	19,0	12,5	14,5	15,7
Schwarzburg-Rudolstadt	17,0	15,1	12,8	14,7
Waldeck	8,9	6,6	6,9	10,1

Staaten und Landesteile	1911	1912	1913	1914
Reuß älterer Linie . . .	22,2	15,4	17,7	15,2
Reuß jüngerer Linie . . .	22,4	17,2	16,5	15,9
Schaumburg-Lippe . . .	11,1	10,2	7,6	8,6
Lippe	12,8	9,7	9,5	10,7
Lübeck	17,0	12,9	13,4	13,8
Bremen	14,1	12,1	10,7	12,1
Hamburg	15,6	12,7	11,3	12,4
Elsaß-Lothringen	19,4	13,1	14,1	15,1
Deutsches Reich	19,2	14,7	15,1	16,4

Eine quartalweise Auszählung ist für Preußen und Sachsen bekannt. Für Preußen sind die Zahlen nur für das I.—III. Quartal 1914 veröffentlicht worden. Für das IV. Quartal ist nach Anweisung des Ministers des Innern die vierteljährliche Auszählung der Zählkarten über Geburten, Eheschließungen und Sterbefälle nicht ausgeführt worden; auch im Jahre 1915 hat die vierteljährliche Auszählung nicht stattgefunden. Da aber die Zahlen für das ganze Jahr 1914 vorliegen, kann das IV. Quartal 1914 berechnet werden.

Aus der nachstehenden Tabelle 2 ergibt sich, daß die Säuglingssterblichkeit im Königreich Preußen im III. Quartal 1914 gegenüber dem Vorjahre eine erhebliche Steigerung erfahren hat und zwar von 170,58 $^0/_{00}$ auf 242,52 $^0/_{00}$ = plus 71,96 $^0/_{00}$. Dieselbe betraf nicht nur die Städte, die eine Erhöhung von 78,31 $^0/_{00}$ erfahren haben, sondern in nicht viel geringerem Maße (plus 67,32 $^0/_{00}$) auch das Land. Allerdings sind die Ziffern des III. Quartals 1914 für die Städte größer als für das Land. Als bemerkenswert muß noch hervorgehoben werden, daß auch das IV. Quartal 1914 eine höhere Säuglingssterblichkeit aufweist, als das IV. Quartal 1913 und auch 1911.

Tabelle 2.

Königreich Preußen.

Vergleichende Übersicht der Lebendgeburten und Todesfälle im 1. Lebensjahre im Staate, in den Städten und auf dem Lande in den Jahren 1911, 1913, 1914[1]).

Schilderungs-gegenstand und Vierteljahre	Staat			davon					
				in den Städten			auf dem Lande		
	1911	1913	1914	1911	1913	1914	1911	1913	1914
Lebendgeborene:									
1. Vierteljahr	296 736	293 652	289 817	124 151	125 779	123 019	172 585	167 873	166 798
2. „	296 649	290 206	292 213	124 909	123 609	124 105	171 740	166 597	168 108
3. „	301 256	298 304	292 335	124 699	125 403	122 783	176 557	172 901	169 552
4. „	291 379	288 753	292 215[2])	121 336	121 420	.	170 043	167 333	.
Insgesamt	1 186 020	1 170 915	1 166 580[2])	495 095	496 211	.	690 925	674 704	.
Im 1. Lebensjahre Gestorbene:									
1. Vierteljahr	43 931	40 440	39 174	16 903	16 837	15 964	27 028	23 603	23 210
2. „	42 269	40 823	37 394	17 367	16 797	15 389	24 902	24 026	22 005
3. „	93 900	50 884	70 896	41 589	20 763	29 944	52 311	30 121	40 952
4. „	41 082	42 302	43 936[2])	16 831	17 145	.	24 251	25 157	.
Insgesamt	221 182	174 449	191 400[2])	92 690	71 542	.	128 492	102 907	.

[1]) Soweit nichts vermerkt ist, sind die Zahlen entnommen aus: Medizinalstatistische Nachrichten. Im Auftrage des Herrn Ministers des Innern herausgegeben vom Kgl.

Schilderungs-gegenstand und Vierteljahre	Staat			davon					
				in den Städten			auf dem Lande		
	1911	1913	1914	1911	1913	1914	1911	1913	1914
Von 1000 Lebendgeborenen starben im 1. Lebensjahre:									
1. Vierteljahr	148,05	137,71	135,17	136,15	133,86	129,77[4])	156,61	140,60	139,15[4])
2. „	142,29	140,67	127,97	139,04	135,89	124,00[4])	145,00	144,22	130,90[4])
3. „	311,70	170,58	242,52	333,52	165,57	243,88	296,28	174,21	241,53
4. „	140,99	146,50	150,36[2])	138,71	141,20	.	142,62	150,34	.
Jahres-sterblichkeit	187,71[2])	149,98[3])	164,07[2])	187,47[3])	144,69[3])	.	187,89[3])	153,86[3])	.

Für das Königreich Sachsen sind nur die Grundzahlen für die einzelnen Vierteljahre 1914 veröffentlicht [5]). In der folgenden Tabelle 3 ist die Säuglingssterblichkeit in diesem Jahre nach Quartalen geordnet und in Vergleich zu den Jahren 1913 und 1911 gesetzt. Auch für Sachsen zeigt sich eine erhebliche Steigerung der Säuglingssterblichkeit im III. Quartal; aber auch hier ist die Sterblichkeit im IV. Quartal größer als die im Jahre 1913 und beinahe so groß wie die 1911.

Tabelle 3.

Königreich Sachsen.

Vergleichende Übersicht der Lebendgeburten und Todesfälle im 1. Lebensjahre in den Jahren 1911, 1913 und 1914.

Schilderungsgegenstand und Vierteljahre	1911	1913	1914
Lebendgeborene:			
1. Vierteljahr	30 766	30 418	29 229
2. „	32 377	30 913	30 108
3. „	31 921	31 694	30 045
4. „	30 819	29 960	28 179
Im 1. Lebensjahre Gestorbene:			
1. Vierteljahr	5 098	4 966	4 442
2. „	5 184	5 022	4 242
3. „	13 532	4 959	7 259
4. „	4 879	4 414	4 434
Von 1000 Lebendgeborenen starben im 1. Lebensjahre:			
1. Vierteljahr	165,70	163,26	151,97
2. „	160,11	162,46	140,89
3. „	423,92	156,46	241,60
4. „	158,31	147,33	157,35

Preußischen Statistischen Landesamte. Vierter Jahrgang 1912/13, S. 2 und 4, 124, 125; II. S. 301, 302.

[2]) Siehe Text S. 563.

[3]) Medizinalstatistische Nachrichten. Vierter Jahrgang 1912/13, S. 176. Sechster Jahrgang 1914/15, II. S. 186.

[4]) Diese Ziffern sind bisher nicht veröffentlicht und daher für den vorliegenden Zweck aus den Grundzahlen berechnet worden.

[5]) Die Berechnung der Verhältniszahlen ist, wie für Preußen, in der Weise erfolgt, daß die Gestorbenen eines Vierteljahres auf die Lebendgeborenen des gleichen Zeitraums bezogen worden sind.

Die Säuglingsterbeziffern für 1915 liegen für das Reich und die Bundesstaaten — bis auf Bayern und Sachsen — bis jetzt nicht vor.

Um die Frage nach den Gründen der Erhöhung der Säuglingssterblichkeit im Jahre 1914 beantworten zu können und einen Überblick über die Sterblichkeitsverhältnisse des Jahres 1915 zu erhalten, ist in der nachfolgenden Tabelle 4 und in den auf Seite 571 ff. gegebenen Kurven für die deutschen Großstädte mit über 200000 Einwohnern (entsprechend der Volkszählung 1910) die Säuglingssterblichkeit der Jahre 1914 und 1915 nach Monaten zusammengestellt und in Vergleich zu der Sterblichkeit der Jahre 1911, 1912 und 1913 gesetzt worden. Es werden also die monatlichen Zahlen für die letzten 5 Jahre gebracht. Die Zahlen für 1911 sind aus der Morgenrothschen Zusammenstellung [1]) entnommen, die für 1912, 1913, 1914 und 1915 aus den Grundzahlen dieser Jahre in der gleichen Weise berechnet worden [2]). Die Grundzahlen stammen zum Teil aus den Monats- und Jahresberichten der statistischen Ämter oder deren direkten Mitteilungen, zum Teil aus den „Veröffentlichungen des Kaiserlichen Gesundheitsamtes" [3]). Die Städte sind ihrer Einwohnerzahl nach geordnet.

Tabelle 4.

Die Säuglingssterblichkeit in den deutschen Großstädten in den Jahren 1911—1915.

a) Zahl der im ersten Lebensjahr gestorbenen Kinder.

Stadt	Jahr	Januar	Februar	März	April	Mai	Juni	Juli	August	September	Oktober	November	Dezember	Jahressumme bzw. -sterblichkeit
Berlin	1911	498	497	500	554	528	512	702	1345	834	505	463	517	7455
	1912	548	472	513	497	491	507	636	650	430	420	374	488	6026
	1913	488	427	518	526	500	469	463	499	457	401	406	449	5603
	1914	420	450	445	440	425	455	529	710	644	416	413	497	5844
	1915	444	438	404	396	395	380	410	351	262	255	256	370	4361
Hamburg . . .	1911	243	224	216	255	216	191	300	516	438	268	202	206	3275
	1912	270	223	256	299	232	207	232	258	194	218	232	235	2856
	1913	194	185	226	222	223	169	187	198	214	216	199	246	2479
	1914	249	200	212	217	236	175	212	283	294	153	194	223	2648
	1915	243	170	230	189	158	148	95	79	86	101	144	141	1784

[1]) Morgenroth, Die Sommersterblichkeit der Säuglinge in den deutschen Großstädten. Zeitschrift für die gesamte Staatswissenschaft. Herausgegeben von Dr. K. Bücher. 69. Jahrg. Heft 2. Verlag der H. Lauppschen Buchhandlung, Tübingen.

[2]) Bei Berechnung der Ziffern der Säuglingssterblichkeit auf 100 Lebendgeborene ist die Sterblichkeit der einzelnen Monate auf ein Jahr reduziert worden, und zwar in der Weise, daß die Zahl der Gestorbenen jeden Monats mit 12 multipliziert und durch die Summe der in dem betreffenden Monat sowie in den 11 vorhergehenden Monaten lebendgeborenen Kinder dividiert worden ist. Zur Berechnung der Jahressterblichkeit 1915 sind die Säuglingssterbefälle im Jahre 1915 auf den Durchschnitt der Lebendgeborenen in den Jahren 1914 und 1915 bezogen worden. Vgl. S. 584.

[3]) Verlag Julius Springer, Berlin.

Stadt	Jahr	Januar	Februar	März	April	Mai	Juni	Juli	August	September	Oktober	November	Dezember	Jahressumme bzw. -sterblichkeit
München . . .	1911	204	179	199	153	158	172	247	263	290	210	139	158	2372
	1912	150	154	156	164	180	138	150	139	131	131	140	173	1806
	1913	151	130	151	168	154	151	153	163	133	144	155	174	1827
	1914	159	130	158	160	142	146	138	147	193	171	139	146	1829
	1915	186	128	160	137	137	127	134	108	114	87	107	89	1514
Leipzig . . .	1911	161	147	145	169	153	179	479	987	404	150	115	150	3239
	1912	145	152	123	137	144	126	212	258	112	116	113	137	1775
	1913	149	145	190	136	153	152	162	174	181	174	159	126	1901
	1914	157	158	151	151	131	129	214	337	286	143	131	164	2152
	1915	156	145	134	139	117	122	122	121	100	72	78	91	1397
Dresden . . .	1911	107	130	117	126	106	113	193	411	205	109	114	109	1840
	1912	111	134	118	108	129	88	108	125	104	101	81	99	1306
	1913	122	99	129	146	123	135	82	100	105	86	91	100	1318
	1914	115	105	99	93	129	90	115	149	142	102	93	99	1331
	1915	123	85	101	80	82	81	66	62	65	62	52	55	914
Cöln[1])	1911	185	147	170	151	181	198	540	852	417	195	143	144	3323
	1912	168	166	164	125	152	142	326	345	184	137	116	133	2158
	1913	154	164	177	136	186	145	175	202	274	208	196	196	2213
	1914	173	147	119	123	155	138	222	422	455	173	163	160	2450
	1915	188	167	187	151	150	163	215	209	154	140	105	149	1978
Breslau . . .	1911	182	164	194	188	218	243	398	487	281	201	139	185	2880
	1912	202	205	232	192	195	209	229	214	140	137	152	169	2276
	1913	214	236	247	210	201	206	194	206	198	202	156	162	2432
	1914	202	188	229	147	203	201	315	315	219	148	145	204	2516
	1915	173	159	221	193	185	215	234	183	132	92	100	104	1991
Frankfurt a. M.	1911	85	70	74	87	73	68	115	193	149	79	71	72	1136
	1912	66	66	66	71	91	64	92	99	69	63	77	88	912
	1913	89	68	86	77	86	63	76	71	71	77	64	86	914
	1914	67	61	83	75	71	43	89	103	89	69	56	88	894
	1915	78	71	88	73	60	49	64	57	42	42	46	38	708
Düsseldorf . .	1911	104	109	95	87	99	106	225	481	208	122	57	89	1782
	1912	118	110	83	71	95	96	172	214	77	72	74	88	1270
	1913	103	82	81	85	84	73	101	165	160	132	101	103	1270
	1914	150	91	83	98	65	85	120	218	196	91	96	106	1399
	1915	98	87	99	96	69	67	94	70	69	53	66	79	947
Nürnberg . . .	1911	135	110	116	110	113	92	181	381	273	101	81	105	1798
	1912	136	132	95	137	133	115	111	102	90	109	94	116	1370
	1913	110	134	159	159	114	116	113	104	107	114	100	107	1437
	1914	97	123	111	103	77	87	132	166	161	118	72	95	1342
	1915	105	106	96	80	81	104	99	76	63	53	55	57	975
Charlottenburg	1911	63	71	62	60	55	67	77	106	80	73	62	59	835
	1912	55	55	70	49	57	59	53	82	52	40	52	52	676
	1913	68	69	72	54	44	49	56	64	51	51	71	55	704
	1914	64	54	61	67	56	62	55	79	81	66	65	72	782
	1915	63	68	69	55	61	48	40	40	39	37	36	47	603

[1]) Seit 1914 sind Mülheim a. Rhein und Holweide eingemeindet.

Stadt	Jahr	Januar	Februar	März	April	Mai	Juni	Juli	August	September	Oktober	November	Dezember	Jahressumme bzw. -sterblichkeit
Hannover . . .	1911	72	54	39	54	55	59	107	208	93	64	45	79	929
	1912	59	73	62	60	71	41	52	62	78	33	56	57	704
	1913	61	58	71	51	58	44	64	70	62	63	60	48	710
	1914	59	49	64	41	54	43	60	142	111	46	48	42	759
	1915	73	59	64	48	44	43	40	37	33	46	34	45	566
Essen	1911	111	84	81	91	70	89	150	375	197	118	83	82	1531
	1912	97	73	90	73	59	77	116	146	90	84	68	88	1061
	1913	103	78	90	84	69	65	85	105	126	135	103	110	1153
	1914	79	67	83	85	85	76	153	196	161	92	79	94	1250
	1915	104	102	101	123	96	120	138	106	107	98	101	117	1313
Chemnitz . . .	1911	129	128	123	116	112	122	248	541	305	152	125	140	2241
	1912	136	114	113	103	125	134	126	121	113	94	103	102	1384
	1913	111	129	146	98	107	107	102	98	115	141	92	109	1355
	1914	109	106	130	100	100	88	152	296	242	116	109	112	1660
	1915	102	99	108	82	84	99	76	78	65	50	53	67	963
Stuttgart . . .	1911	75	86	75	60	66	63	99	158	145	77	81	76	1061
	1912	93	.85	74	57	73	69	82	112	90	82	64	94	975
	1913	90	78	79	67	65	81	61	83	66	77	91	84	922
	1914	80	61	62	70	42	56	78	87	80	59	75	82	832
	1915	71	65	68	57	49	45	51	36	31	37	39	46	595
Magdeburg . .	1911	86	73	87	76	79	112	179	376	167	90	73	107	1505
	1912	93	76	85	84	83	74	136	177	80	66	71	71	1096
	1913	72	85	91	71	69	105	128	88	95	82	55	75	1016
	1914	105	79	80	71	69	95	154	204	156	79	55	93	1240
	1915	101	80	102	77	60	89	118	100	76	59	57	71	990
Bremen . . .	1911	57	42	56	62	45	54	66	163	126	64	62	65	862
	1912	65	68	65	50	51	68	59	101	57	59	67	58	768
	1913	79	56	62	67	71	46	43	59	67	46	46	56	698
	1914	86	46	52	73	47	36	48	100	90	45	61	58	742
	1915	54	45	68	52	52	38	31	40	45	28	31	43	527
Königsberg i. Pr.	1911	93	74	84	63	92	87	84	161	115	97	84	111	1145
	1912	108	124	100	76	73	88	112	133	92	88	74	84	1152
	1913	94	88	96	94	122	83	95	136	145	113	96	81	1243
	1914	82	58	79	83	77	88	166	189	201	141	140	131	1435
	1915	132	104	113	113	80	90	103	103	70	77	67	75	1127
Neukölln . . .	1911	62	71	100	64	98	74	133	252	143	90	83	78	1248
	1912	54	74	60	73	55	60	112	113	54	63	64	70	852
	1913	68	58	64	62	71	75	62	92	79	69	55	68	823
	1914	69	67	52	54	65	66	88	121	96	55	40	68	841
	1915	63	45	63	33	46	52	46	61	31	32	31	36	539
Stettin	1911	61	68	58	73	72	73	161	364	150	78	72	76	1306
	1912	76	60	78	68	65	84	108	171	73	65	49	58	955
	1913	59	77	95	91	73	90	152	124	101	54	72	70	1058
	1914	58	54	73	59	74	80	177	161	111	58	83	74	1062
	1915	88	70	64	53	47	66	74	83	65	43	52	50	755

Stadt	Jahr	Januar	Februar	März	April	Mai	Juni	Juli	August	September	Oktober	November	Dezember	Jahressumme bzw. -sterblichkeit
Duisburg	1911	99	68	91	91	98	94	211	546	266	104	77	82	1827
	1912	78	99	74	62	76	88	166	76	87	62	77	110	1055
	1913	86	86	86	73	70	74	102	122	166	120	88	101	1174
	1914	109	76	89	61	86	84	204	170	158	141	68	84	1330
	1015	76	77	79	61	49	62	66	79	55	41	53	82	780
Dortmund	1911	97	72	64	86	78	118	232	282	128	86	75	84	1402
	1912	75	75	74	77	72	97	181	139	80	59	38	78	1045
	1913	82	67	89	87	88	83	118	123	130	108	89	78	1142
	1914	84	59	77	60	64	79	158	173	145	62	72	61	1094
	1915	90	78	83	92	65	67	86	77	52	64	41	67	862
Kiel	1911	67	86	70	58	75	43	56	102	123	83	68	56	887
	1912	53	51	58	49	51	51	46	55	49	35	40	44	582
	1913	66	60	95	56	49	43	56	37	47	50	49	52	660
	1914	56	52	62	57	53	59	63	69	76	46	49	68	710
	1915	57	52	56	58	43	50	56	51	53	42	46	59	623

b) Säuglingssterbeziffer (im ersten Lebensjahr Gestorbene in Prozent aller Lebendgeborenen.)

Stadt	Jahr	Januar	Februar	März	April	Mai	Juni	Juli	August	September	Oktober	November	Dezember	Jahressumme bzw. -sterblichkeit
Berlin	1911	13,3	14,8	13,5	15,4	14,2	14,3	18,9	36,3	23,4	13,8	13,1	14,2	17,4
	1912	15,3	13,2	14,0	13,9	13,8	14,3	17,9	18,3	12,1	11,9	10,6	13,9	14,0
	1913	14,0	12,3	14,9	15,1	14,4	13,5	13,5	14,6	13,4	11,8	12,0	13,3	13,8
	1914	12,5	13,6	13,6	13,5	13,1	14,1	16,4	22,3	20,4	13,3	13,2	16,0	15,7
	1915	14,4	14,2	13,1	12,9	13,1	12,9	14,3	12,5	9,5	9,4	9,7	14,4	12,8
Hamburg	1911	13,4	13,7	12,0	14,6	12,0	11,0	16,8	29,0	23,5	15,2	11,9	11,7	15,8
	1912	15,8	13,1	15,0	17,4	13,6	12,1	13,5	15,0	11,2	12,5	13,3	13,4	13,5
	1913	11,0	10,5	12,9	12,6	12,5	9,5	10,5	11,8	12,1	12,1	11,1	13,7	11,5
	1914	13,9	11,1	11,8	12,1	13,1	9,7	11,8	15,8	16,4	8,6	11,0	12,8	12,6
	1915	13,9	9,8	13,2	10,9	9,4	9,1	6,0	5,1	5,8	7,0	10,4	10,6	9,6
München	1911	17,4	16,9	17,0	13,5	13,5	15,2	21,0	22,5	25,8	18,2	12,5	13,8	17,6
	1912	13,3	13,6	13,8	14,5	15,2	12,3	13,4	12,4	11,7	11,7	12,5	15,4	13,4
	1913	13,5	11,7	13,6	15,2	14,0	13,7	13,9	14,8	12,0	13,1	14,1	15,9	13,9
	1914	14,5	11,9	14,5	14,7	13,0	13,5	12,8	13,8	18,2	16,3	13,3	14,1	14,7
	1915	18,0	12,4	15,5	13,3	13,7	12,9	14,0	11,5	12,4	9,7	12,3	10,5	10,7
Leipzig	1911	13,4	13,5	12,1	14,7	13,0	15,7	40,9	84,9	36,2	13,0	10,4	13,2	24,2
	1912	13,0	13,6	11,0	12,2	12,9	11,3	19,1	23,2	10,1	10,4	10,1	12,3	13,3
	1913	13,4	13,1	17,3	12,3	13,9	13,8	14,7	15,9	16,5	15,8	14,3	11,4	14,3
	1914	14,1	14,2	13,6	13,6	11,8	11,7	19,4	30,6	26,2	13,2	12,2	15,3	16,8
	1915	14,7	13,7	12,6	13,0	11,1	11,8	12,1	12,4	10,4	7,7	8,6	10,3	11,9
Dresden	1911	10,8	14,6	12,0	13,4	11,0	12,2	20,2	43,4	22,4	11,6	12,5	11,6	16,6
	1912	11,9	14,3	12,5	11,5	13,7	9,3	11,5	13,2	11,0	10,7	8,6	10,5	11,6
	1913	12,9	10,5	13,7	15,4	13,0	14,3	8,7	10,6	11,1	9,1	9,7	10,6	11,7
	1914	12,2	11,2	10,6	10,0	14,0	9,8	12,4	16,2	15,4	11,1	10,1	10,9	12,2
	1915	13,6	9,4	11,3	9,0	9,3	9,5	7,8	7,7	8,3	8,2	7,1	7,7	9,4

Stadt	Jahr	Januar	Februar	März	April	Mai	Juni	Juli	August	September	Oktober	November	Dezember	Jahressumme bzw. -sterblichkeit
Cöln	1911	14,5	12,8	13,4	12,4	14,5	16,4	43,3	68,8	35,1	16,0	12,3	11,9	23,4
	1912	13,6	14,0	13,8	10,5	12,8	12,0	27,7	29,3	15,6	11,5	9,8	11,2	15,2
	1913	12,9	13,9	15,0	11,5	15,8	12,3	14,9	17,1	23,1	17,6	16,6	16,6	15,6
	1914	14,6	12,4	10,1	10,4	12,9	11,3	18,0	33,9	36,4	13,8	12,8	12,6	16,0
	1915	14,6	12,9	14,3	11,5	11,5	12,7	17,2	17,1	12,8	11,8	9,1	13,2	13,7
Breslau . . .	1911	15,4	15,4	16,5	16,6	18,5	21,4	33,9	41,4	24,7	17,1	12,2	15,7	20,7
	1912	17,4	17,5	19,7	16,3	16,5	17,7	19,5	18,2	11,9	11,7	13,1	14,6	16,3
	1913	18,4	20,4	21,3	18,0	17,2	17,6	16,5	17,4	16,7	17,1	13,2	13,7	17,2
	1914	17,2	15,9	19,5	12,6	17,6	17,4	27,5	27,6	19,2	13,1	12,8	18,0	18,5
	1915	15,3	14,1	19,6	17,2	16,8	20,0	22,3	17,9	15,3	9,3	10,4	11,2	16,1
Frankfurt a. M.	1911	10,4	9,6	9,2	11,2	9,1	8,8	14,4	24,3	19,5	10,1	9,3	9,2	12,3
	1912	8,6	8,6	8,5	9,3	12,0	8,4	12,2	13,1	9,2	8,4	10,3	11,8	10,2
	1913	12,1	9,4	12,1	10,9	12,4	9,2	11,2	10,7	10,9	12,0	10,1	13,7	12,1
	1914	10,5	9,4	12,6	11,2	10,4	6,3	12,8	14,6	12,6	9,7	7,8	12,3	10,4
	1915	11,0	10,1	12,5	10,5	8,8	7,4	10,1	9,2	6,8	7,0	7,9	6,7	9,2
Düsseldorf . .	1911	12,5	14,4	11,5	10,8	11,8	13,2	27,1	57,6	25,7	14,6	7,1	10,6	18,0
	1912	14,4	13,3	9,9	8,5	11,4	11,5	20,5	25,6	9,2	8,6	8,8	10,4	12,6
	1913	12,2	9,7	9,6	10,0	9,9	8,6	11,0	19,3	18,6	15,5	11,6	12,1	12,4
	1914	17,7	10,8	9,9	11,7	7,7	10,1	14,4	26,2	23,6	10,9	11,5	12,7	14,0
	1915	11,6	10,3	11,7	11,4	8,4	8,3	12,0	9,2	9,3	7,3	9,4	11,7	10,5
Nürnberg . . .	1911	17,6	15,9	15,2	14,9	14,8	12,5	23,8	50,3	37,4	13,4	11,2	14,0	20,3
	1912	18,5	17,9	12,8	18,4	18,0	15,6	15,0	13,8	12,0	14,6	12,4	15,4	15,2
	1913	14,6	17,9	21,2	21,3	15,2	15,4	15,1	13,9	14,4	15,2	13,4	14,5	16,2
	1914	13,1	16,9	15,3	14,3	10,8	12,2	18,7	23,5	23,0	17,1	10,5	14,0	16,5
	1915	15,7	15,9	14,4	12,1	12,7	17,0	16,8	13,5	11,5	10,0	10,7	11,5	13,8
Charlottenburg .	1911	13,0	16,1	12,7	12,7	11,2	14,1	15,6	21,3	16,5	14,6	12,8	11,9	14,2
	1912	11,3	11,3	14,3	10,0	11,6	12,0	10,8	16,7	10,7	8,2	10,7	10,8	11,7
	1913	13,7	15,5	14,6	11,3	9,0	10,4	11,5	13,1	10,9	10,5	15,0	11,3	12,3
	1914	13,2	12,3	12,6	14,3	11,6	13,3	11,4	16,5	17,4	13,9	14,3	15,2	14,0
	1915	13,3	15,9	14,5	12,0	13,1	10,9	9,0	9,3	9,7	9,1	9,3	12,6	12,0
Hannover . . .	1911	13,3	11,0	7,1	10,2	10,0	11,0	19,4	38,1	17,7	11,9	8,6	14,6	14,5
	1912	11,1	13,9	11,8	11,6	13,5	7,8	9,8	11,7	14,6	6,2	10,5	10,7	11,1
	1913	11,4	10,9	13,4	9,6	10,9	8,4	12,3	13,4	11,9	12,1	11,5	9,2	11,5
	1914	11,3	9,4	12,3	7,9	10,4	8,2	11,4	27,3	21,4	8,9	9,3	8,2	12,3
	1915	14,2	11,5	12,5	9,3	8,7	8,7	8,4	7,9	7,2	10,3	7,8	10,6	10,1
Essen	1911	14,0	11,8	10,4	12,1	9,1	12,0	19,6	48,4	26,4	15,4	11,1	10,7	16,9
	1912	12,9	9,6	11,8	9,6	7,7	10,0	15,0	19,1	11,8	11,0	9,0	11,6	11,6
	1913	13,4	10,2	11,8	10,9	9,0	8,5	11,2	13,8	16,5	17,5	13,3	14,3	12,5
	1914	10,3	8,7	10,8	11,1	11,0	9,8	19,7	25,5	21,1	12,1	10,4	12,4	13,7
	1915	13,8	13,6	13,4	15,8	12,1	15,1	17,3	13,2	13,2	12,0	12,4	14,2	13,8
Chemnitz . . .	1911	18,7	20,6	18,0	17,6	16,5	18,6	36,5	80,3	46,9	22,5	19,2	20,9	28,4
	1912	20,5	17,1	16,9	15,4	18,8	20,2	18,8	18,0	16,7	14,0	15,2	15,1	18,0
	1913	16,5	19,3	21,6	14,5	15,7	15,8	15,0	14,4	16,8	20,4	13,3	15,6	16,2
	1914	15,5	15,1	18,6	14,2	14,1	12,4	21,7	42,2	35,0	17,0	16,1	16,8	20,7
	1915	15,4	15,1	16,6	12,7	13,5	16,3	13,0	13,9	12,0	9,5	10,5	13,8	13,9

Stadt	Jahr	Januar	Februar	März	April	Mai	Juni	Juli	August	September	Oktober	November	Dezember	Jahressumme bzw. -sterblichkeit
Stuttgart . . .	1911	12,7	16,1	12,6	10,5	11,0	10,9	16,5	26,3	25,0	12,8	14,0	12,7	15,0
	1912	17,1	15,5	13,5	10,3	13,3	14,0	14,9	20,3	16,2	14,8	11,4	16,8	14,5
	1913	16,1	14,1	14,1	12,0	11,5	14,2	10,3	14,1	11,2	13,1	15,6	14,4	13,2
	1914	13,7	10,6	10,8	12,2	7,4	10,1	14,5	16,2	14,9	11,1	14,2	15,6	13,2
	1915	13,5	12,2	12,6	10,4	9,1	8,6	9,9	7,2	6,3	7,6	8,1	9,7	9,9
Magdeburg . .	1911	15,3	14,2	15,6	14,2	14,3	20,8	31,9	67,6	31,2	16,3	13,6	19,4	23,2
	1912	17,2	14,1	15,8	15,7	15,5	14,0	25,4	33,0	14,7	12,2	13,1	12,1	16,7
	1913	13,3	15,6	16,8	13,2	12,8	19,5	23,8	16,4	17,8	15,4	10,4	14,3	16,2
	1914	20,0	15,1	15,2	13,4	12,9	17,6	28,8	38,2	29,5	14,9	10,4	17,5	19,4
	1915	19,0	14,9	19,0	14,4	11,5	17,6	23,8	20,6	16,0	12,8	12,8	16,7	17,2
Bremen . . .	1911	10,4	8,6	10,4	11,9	8,4	10,3	12,2	29,9	23,9	11,7	11,8	12,0	13,5
	1912	12,3	12,8	12,2	9,4	9,6	12,7	11,2	19,1	10,8	11,1	12,7	11,0	12,2
	1913	14,9	10,5	11,6	12,6	13,2	8,4	7,9	10,9	12,3	8,4	8,5	10,3	10,7
	1914	15,8	8,4	9,5	13,3	8,7	6,7	9,0	18,9	17,1	8,6	11,6	11,1	11,8
	1915	10,4	8,7	13,2	10,2	10,5	7,9	6,6	8,7	10,1	6,5	7,4	10,7	9,5
Königsberg i. Pr.	1911	15,5	13,7	14,2	11,1	15,7	15,5	14,4	27,6	20,5	16,7	15,1	19,4	17,0
	1912	19,3	21,9	17,5	13,3	12,8	15,5	19,7	23,5	16,3	15,7	13,1	14,7	16,8
	1913	16,5	15,5	17,2	16,7	22,0	15,1	17,2	24,8	26,3	20,5	17,5	14,9	19,1
	1914	15,2	10,7	14,3	15,1	13,8	15,8	29,7	33,4	35,4	24,0	23,2	21,5	19,6
	1915	21,4	16,8	18,1	18,0	13,0	14,9	17,5	18,1	12,6	14,7	13,4	15,6	17,2
Neukölln . . .	1911	11,5	14,5	18,6	12,3	18,1	14,2	24,5	46,7	27,3	16,7	15,8	14,4	19,6
	1912	10,9	14,9	12,3	14,9	11,2	12,2	23,0	23,3	11,2	13,0	12,4	14,2	14,3
	1913	13,3	11,5	12,6	12,2	14,1	15,0	12,4	18,6	16,0	14,1	11,4	14,1	14,3
	1914	14,5	14,1	11,0	11,5	13,9	14,2	19,1	26,6	21,5	12,4	9,2	15,7	16,2
	1915	14,8	10,7	15,1	8,1	9,8	9,6	10,7	8,9	8,7	9,3	7,7	11,1	11,9
Stettin	1911	12,5	15,5	12,0	13,9	15,4	16,2	34,6	78,7	33,7	16,9	16,2	16,6	24,3
	1912	17,1	13,3	17,2	15,0	14,3	18,4	23,7	37,8	16,2	14,5	11,0	13,0	17,8
	1913	13,3	17,5	21,6	20,4	16,2	20,0	34,0	27,6	22,4	12,0	15,9	15,3	19,3
	1914	12,7	11,8	16,0	13,0	16,7	18,0	39,7	36,2	25,1	13,1	19,0	17,1	20,4
	1915	20,2	16,1	14,7	12,2	11,0	15,9	18,1	21,1	17,0	11,6	14,3	14,3	16,1
Duisburg . . .	1911	14,6	10,0	13,5	13,5	14,5	13,9	32,1	83,3	40,5	16,0	11,8	12,6	20,9
	1912	12,1	15,4	11,8	9,9	12,3	14,4	26,1	11,9	13,5	9,6	12,0	17,1	13,6
	1913	13,1	13,1	13,1	11,0	10,5	11,0	15,1	18,1	24,7	17,8	13,0	14,7	14,2
	1914	15,7	10,9	12,7	8,8	12,4	12,0	29,5	24,8	23,1	20,9	10,2	12,8	16,8
	1915	11,8	12,1	12,4	9,6	7,9	10,4	11,5	14,1	10,2	7,8	10,4	16,7	11,3
Dortmund . .	1911	15,8	12,9	10,3	14,5	12,7	20,0	38,0	46,5	21,8	14,2	12,8	13,8	20,0
	1912	12,5	12,4	12,3	12,6	11,8	16,0	29,9	22,9	13,1	9,7	6,3	12,8	14,3
	1913	13,4	11,0	14,4	14,0	14,0	13,0	18,3	18,7	19,7	16,2	13,3	11,7	14,2
	1914	12,5	8,8	11,5	8,9	9,6	11,7	23,5	25,8	21,6	9,3	10,7	9,1	13,6
	1915	13,2	11,4	12,0	13,3	9,5	10,0	13,2	12,2	8,4	10,5	6,9	11,7	11,6
Kiel	1911	14,1	19,8	14,7	12,6	15,8	9,4	11,9	21,6	27,0	17,8	15,1	12,2	16,4
	1912	11,7	11,2	12,7	10,9	11,3	11,2	10,0	12,1	10,8	7,8	8,9	9,7	10,7
	1913	14,7	13,4	21,3	12,5	10,9	9,7	12,6	8,4	10,7	11,5	11,3	12,1	12,8
	1914	13,1	12,2	14,5	13,3	12,3	13,7	14,6	15,9	17,4	10,6	11,3	15,6	13,6
	1915	13,0	11,9	12,8	13,2	9,9	11,7	13,2	12,2	12,8	10,2	11,3	14,7	12,4

Die Säuglingssterblichkeit in den deutschen Großstädten in den Jahren 1911—1915 nach Monaten in Prozent aller Lebendgeborenen.

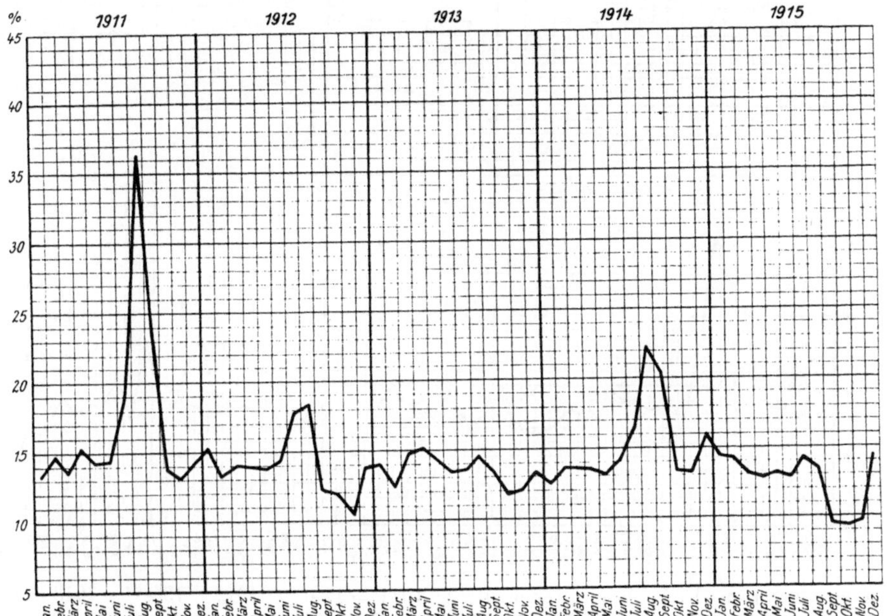

Kurve 1. Berlin. Jahressterblichkeit: 1911 = 17,4%; 1912 = 14,0%; 1913 = 13,8%; 1914 = 15,7%; 1915 = 12,8%.

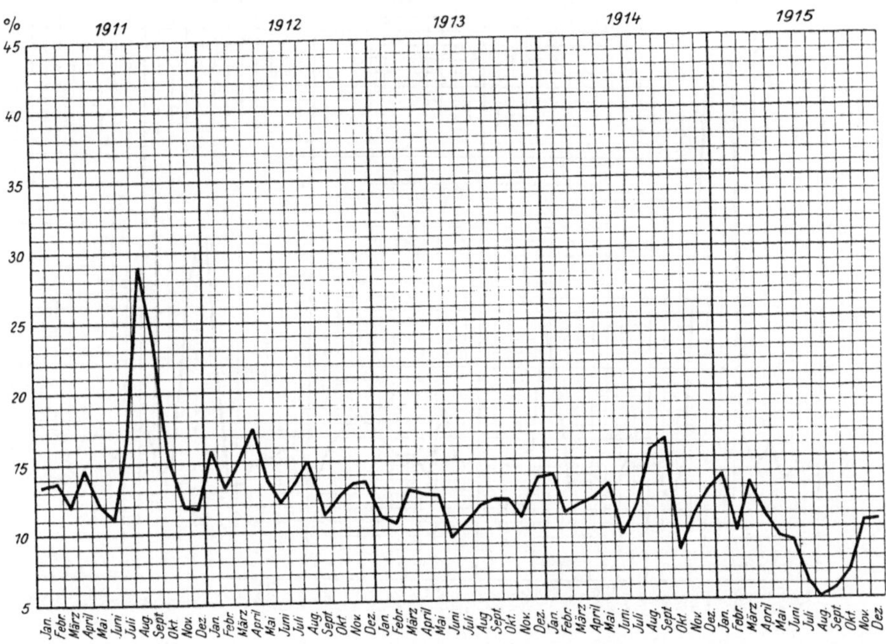

Kurve 2. Hamburg. Jahressterblichkeit: 1911 = 15,8%; 1912 = 13,5%; 1913 = 11,5%; 1914 = 12,6%; 1915 = 9,6%.

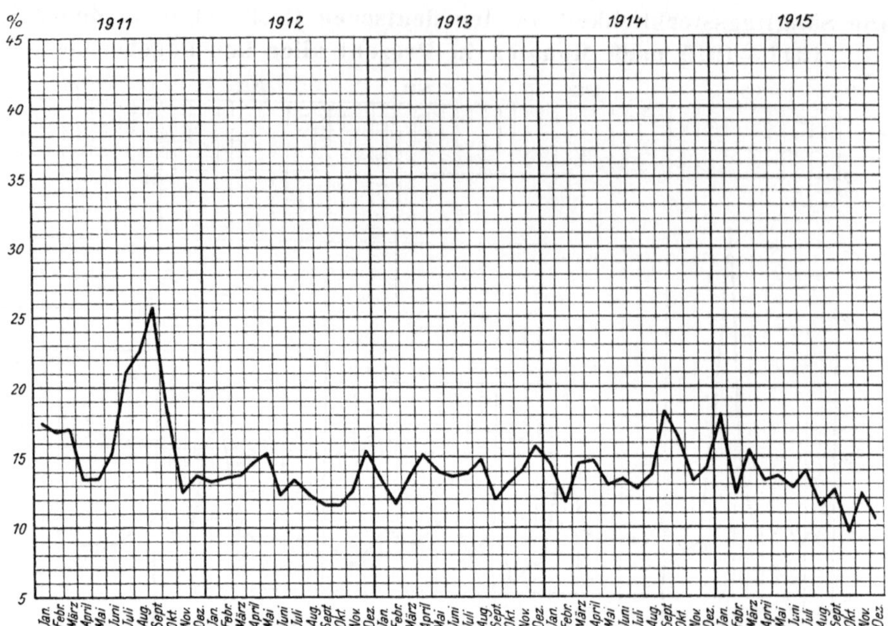

Kurve 3. München. Jahressterblichkeit: 1911 = 17,6 %; 1912 = 13,4 %; 1913 = 13,9 %;
1914 = 14,7 %; 1915 = 10,7 %.

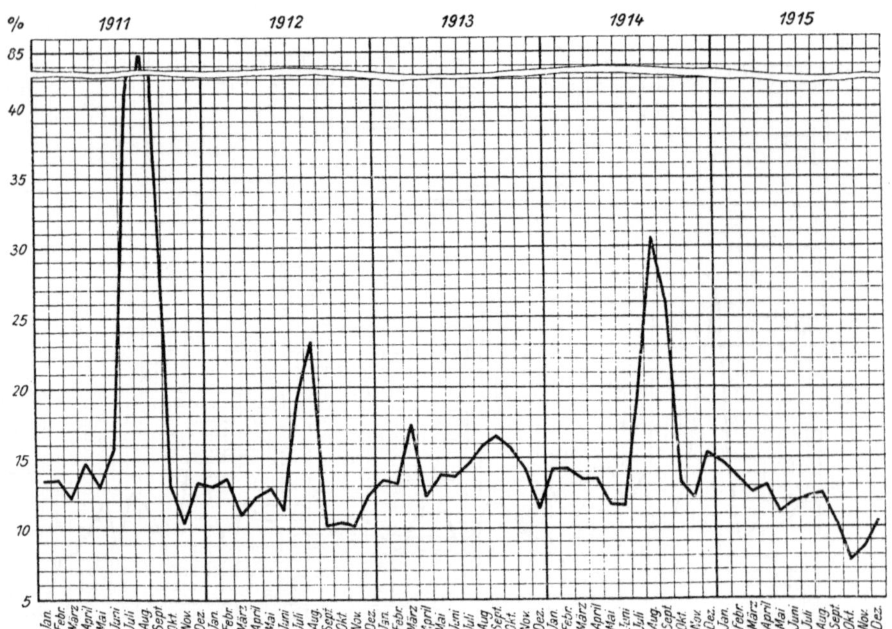

Kurve 4. Leipzig. Jahressterblichkeit: 1911 = 24,2 %; 1912 = 13,3 %; 1913 = 14,3 %;
1914 = 16,8 %; 1915 = 11,9 %.

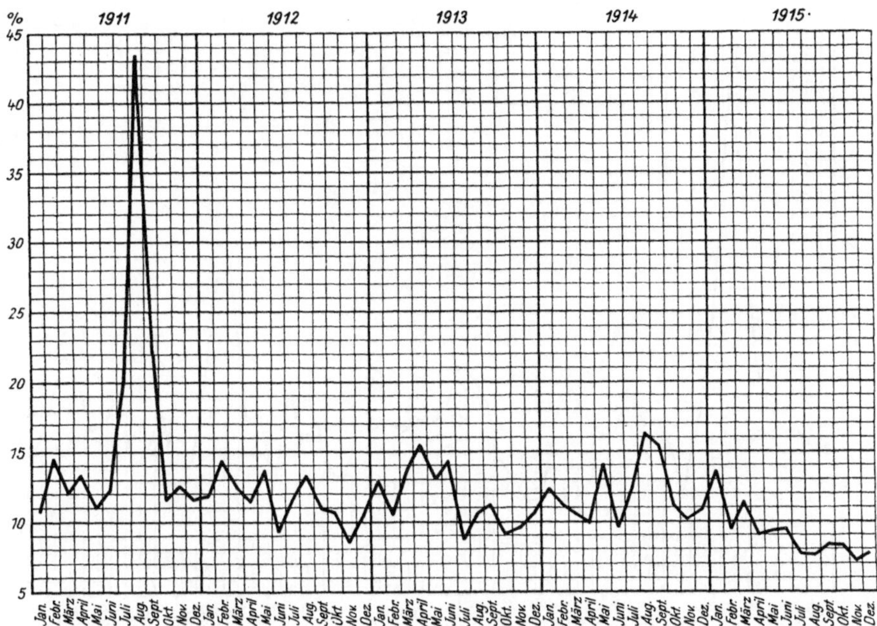

Kurve 5. Dresden. Jahressterblichkeit: 1911 = 16,6 %/₀; 1912 = 11,6 %/₀; 1913 = 11,7 %/₀; 1914 = 12,2 %/₀; 1915 = 9,4 %/₀.

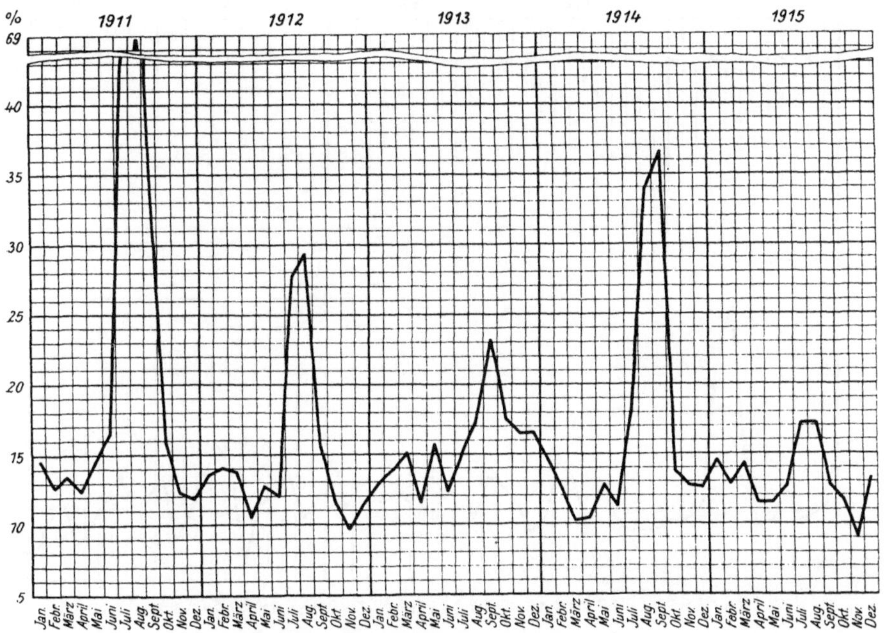

Kurve 6. Köln. Jahressterblichkeit: 1911 = 23,4 %/₀; 1912 = 15,2 %/₀; 1913 = 15,6 %/₀; 1914 = 16,0 %/₀; 1915 = 13,7 %/₀.

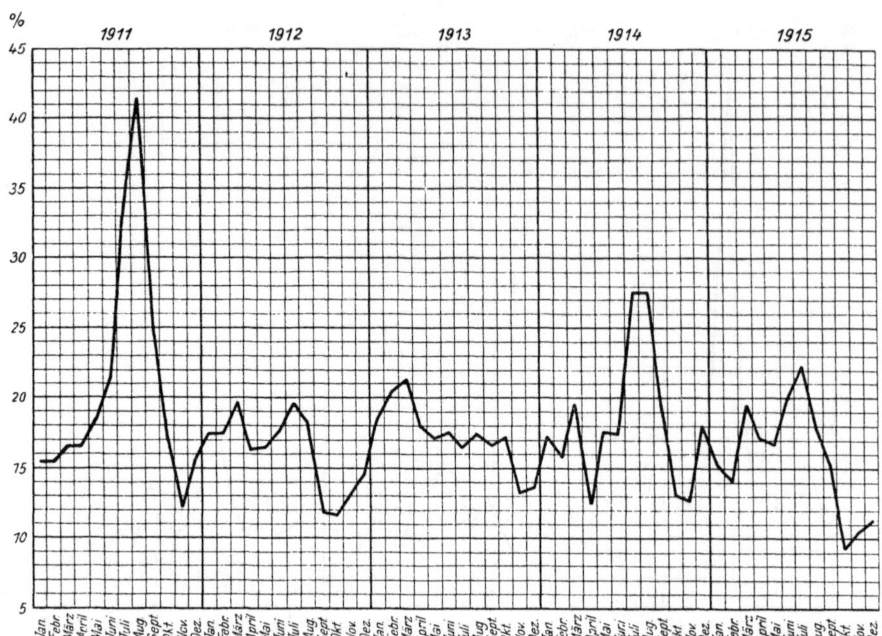

Kurve 7.   Breslau. Jahressterblichkeit: 1911 = 20,7 %; 1912 = 16,3 %; 1913 = 17,2 %;
1914 = 18,5 %; 1915 = 16,1 %.

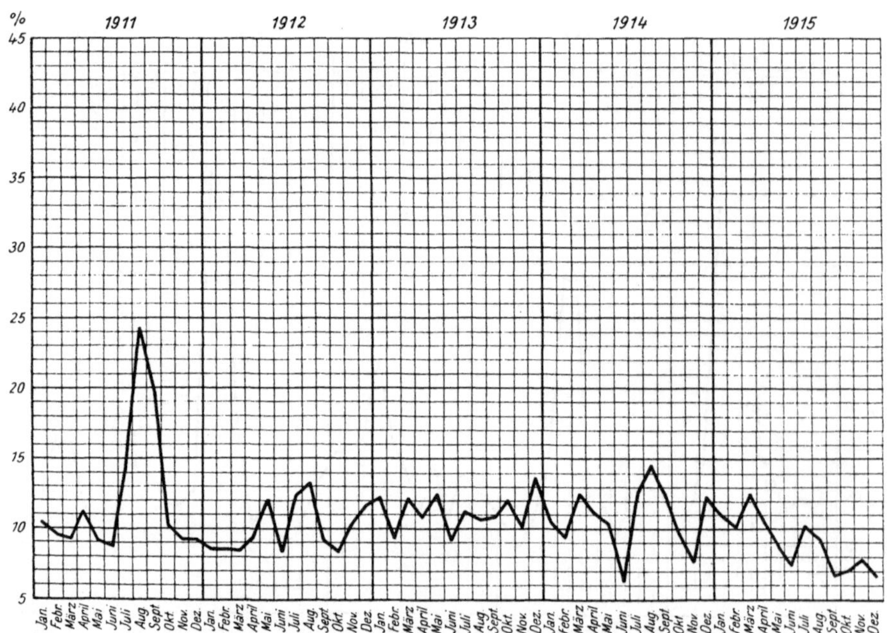

Kurve 8.   Frankfurt a. M.   Jahressterblichkeit: 1911 = 12,3 %; 1912 = 10,2 %;
1913 = 12,1 %; 1914 = 10,4 %; 1915 = 9,2 %.

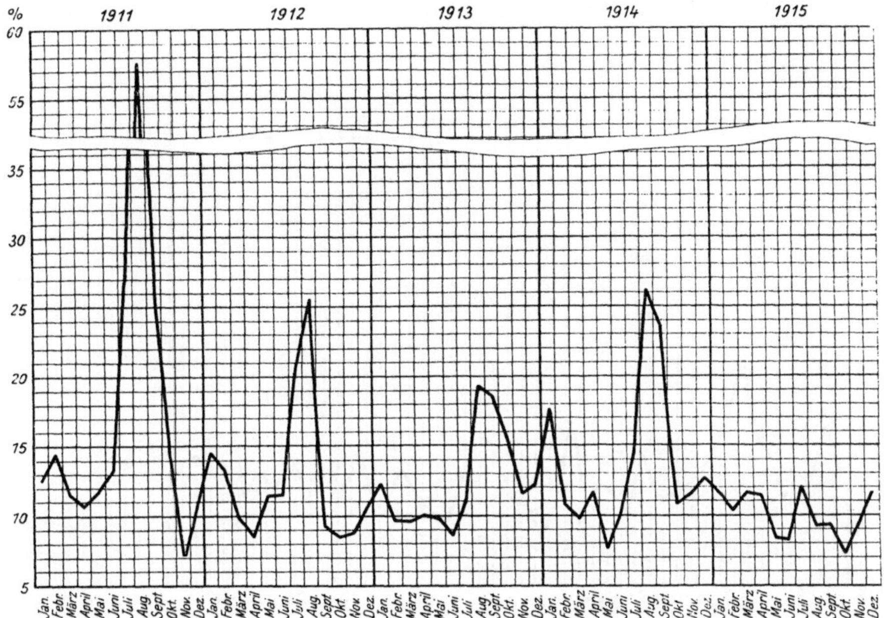

Kurve 9. Düsseldorf. Jahressterblichkeit: 1911 = 18,0%; 1912 = 12,6%; 1913 = 12,4%; 1914 = 14,0%; 1915 = 10,5%.

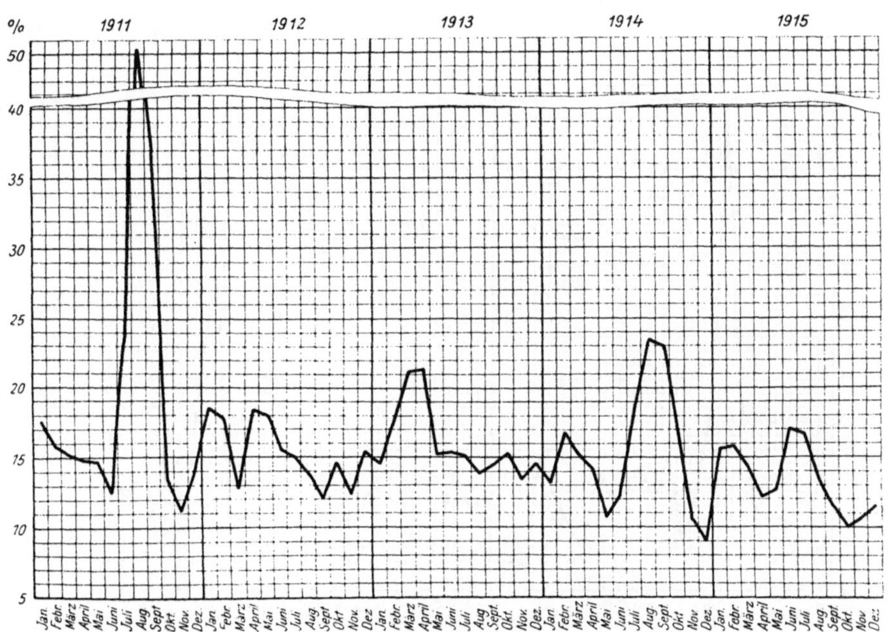

Kurve 10. Nürnberg. Jahressterblichkeit: 1911 = 20,3%; 1912 = 15,2%; 1913 = 16,2%; 1914 = 16,5%; 1915 = 13,8%.

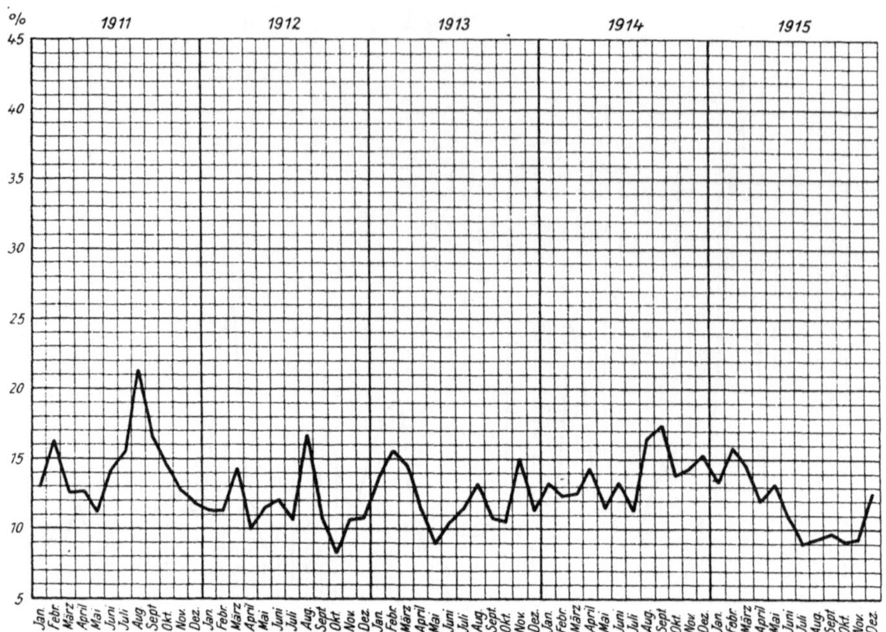

Kurve 11. Charlottenburg. Jahressterblichkeit: 1911 = 14,2%; 1912 = 11,7%; 1913 = 12,3%; 1914 = 14,0%; 1915 = 12,0%.

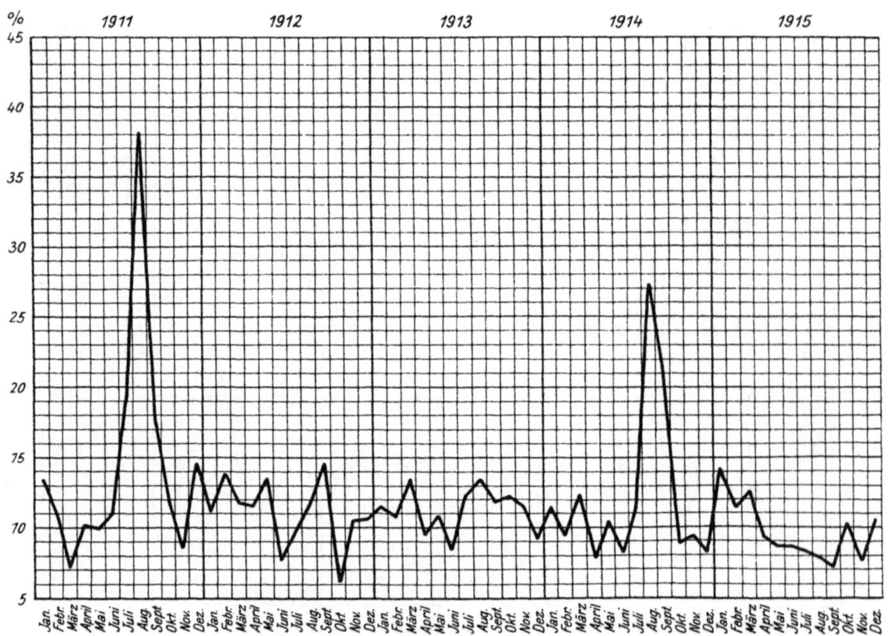

Kurve 12. Hannover. Jahressterblichkeit: 1911 = 14,5%; 1912 = 11,1%; 1913 = 11,5%; 1914 = 12,3%; 1915 = 10,1%.

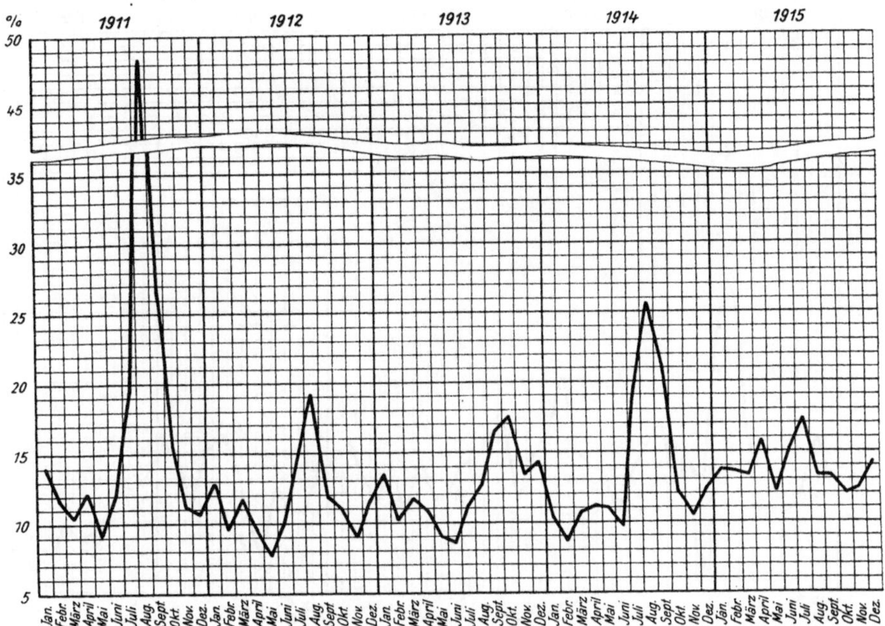

Kurve 13.   Essen.   Jahressterblichkeit: 1911 = 16,9°/₀; 1912 = 12,6°/₀; 1913 = 12,5°/₀
1914 = 13,7°/₀; 1915 = 13,8°/₀.

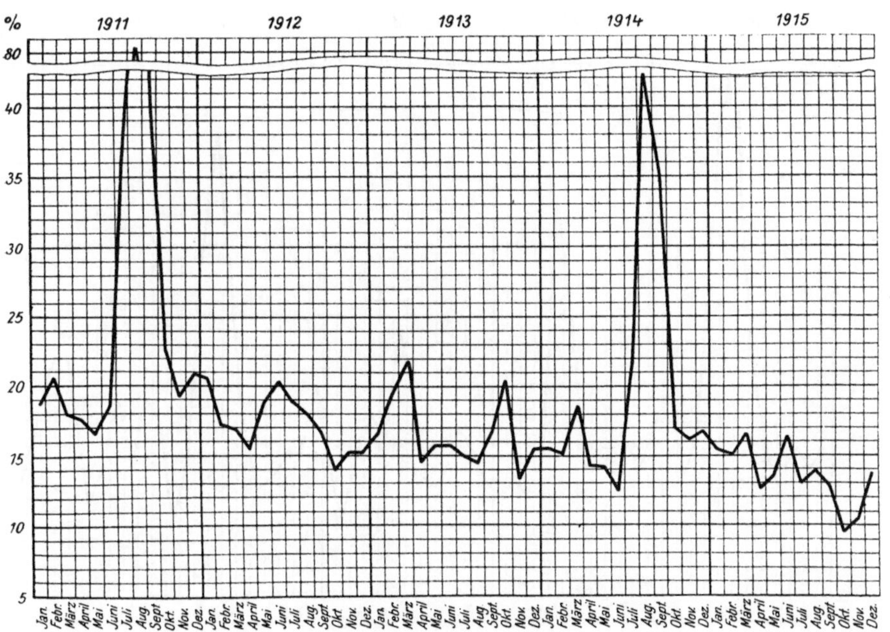

Kurve 14.   Chemnitz.   Jahressterblichkeit: 1911 = 28,4°/₀; 1912 = 18,0°/₀; 1913 =
16,2°/₀: 1914 = 20,7°/₀; 1915 = 13,9.

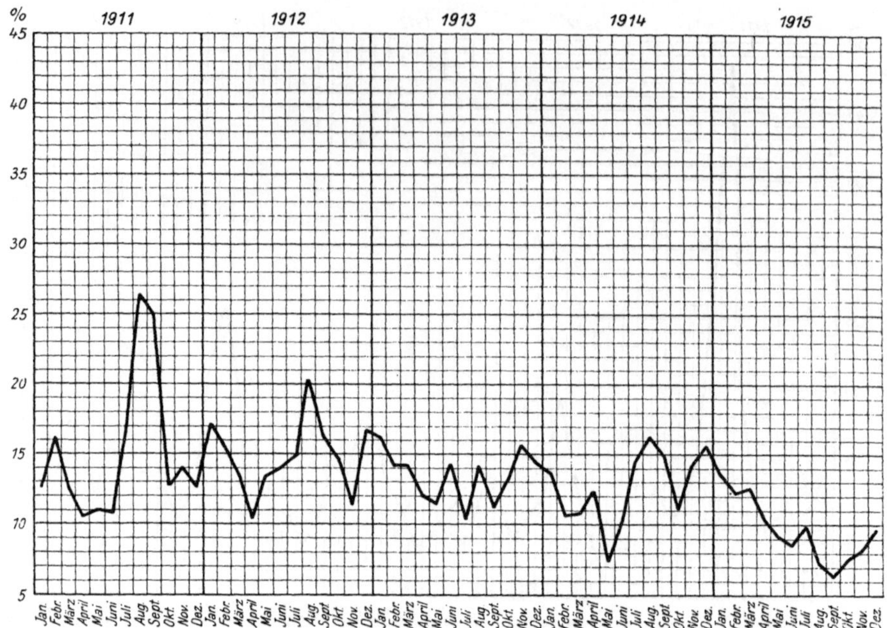

Kurve 15. Stuttgart. Jahressterblichkeit: 1911 = 15,0%; 1912 = 14,5%; 1913 = 13,2%; 1914 = 13,2%; 1915 = 9,9%.

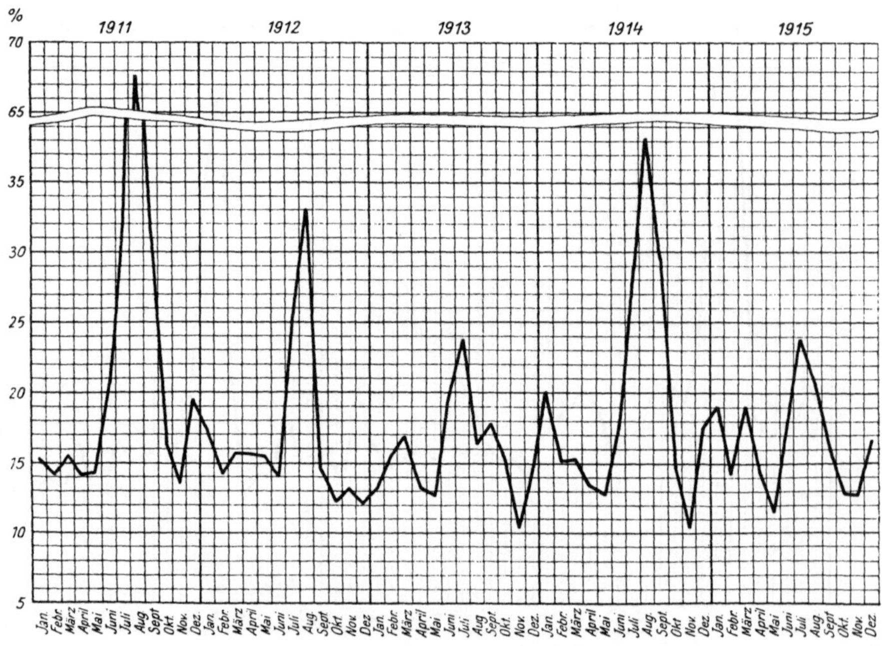

Kurve 16. Magdeburg. Jahressterblichkeit: 1911 = 23,2%; 1912 = 16,7%; 1913 = 16,2%; 1914 = 19,4%; 1915 = 17.2%.

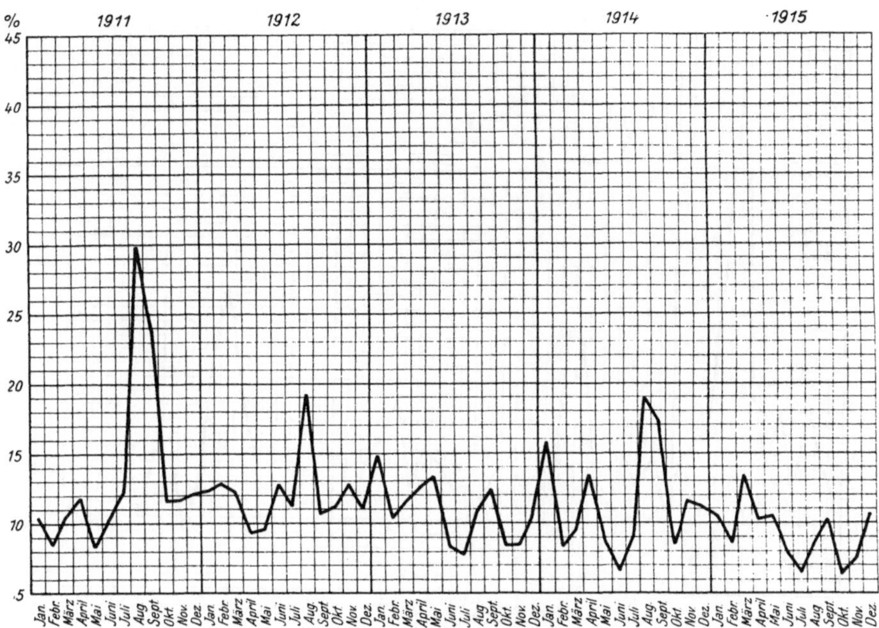

Kurve 17. Bremen. Jahressterblichkeit: 1911 = 13,5%; 1912 = 12,2%; 1913 = 10,7%: 1914 = 11,8%; 1915 = 9,5%.

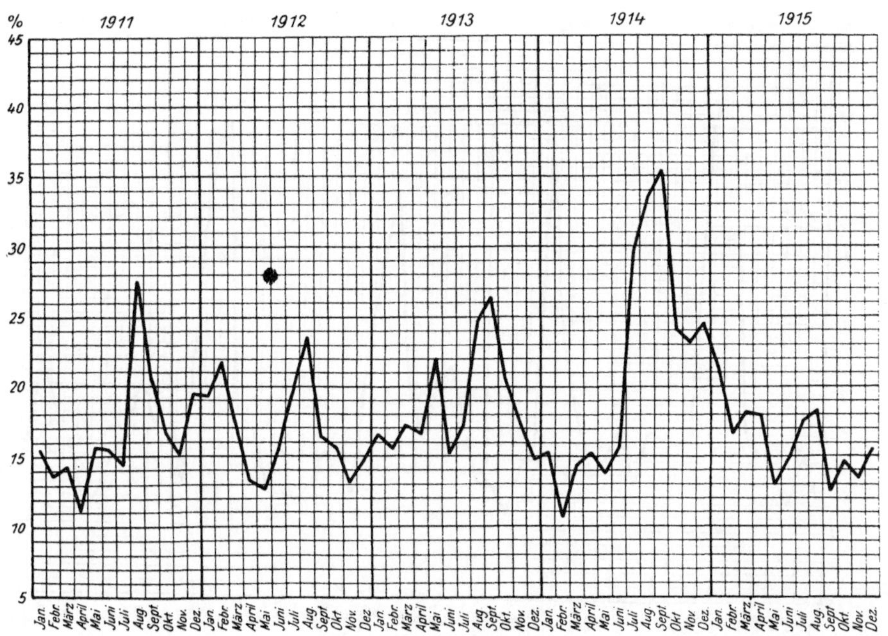

Kurve 18. Königsberg. Jahressterblichkeit: 1911 = 17,0%; 1912 = 16,8%; 1913 = 19,1%; 1914 = 19,6%; 1915 = 17,2%.

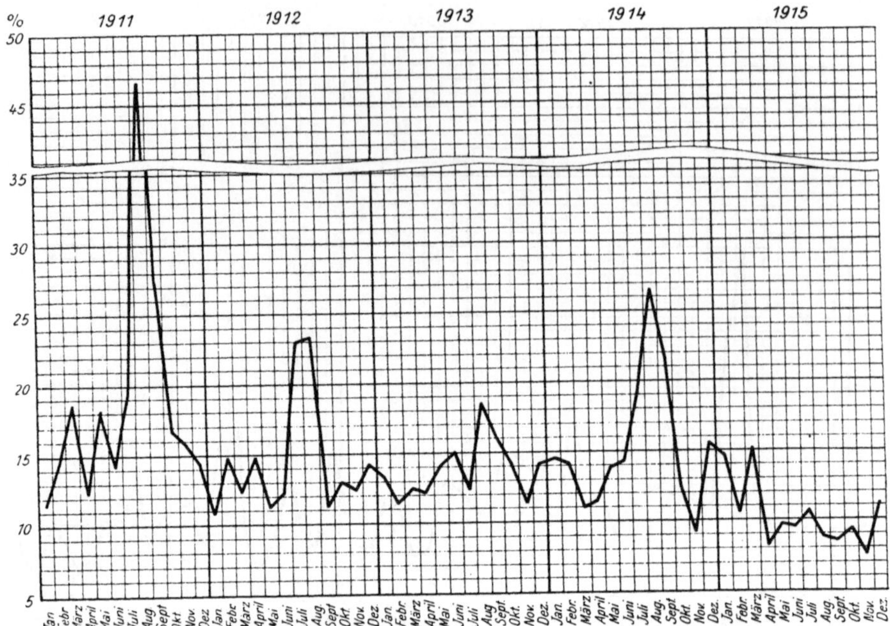

Kurve 19. Neukölln. Jahressterblichkeit: 1911 = 19,6%; 1912 = 14,3%; 1913 = 14,3%;
1914 = 16,2%; 1915 = 11,9%.

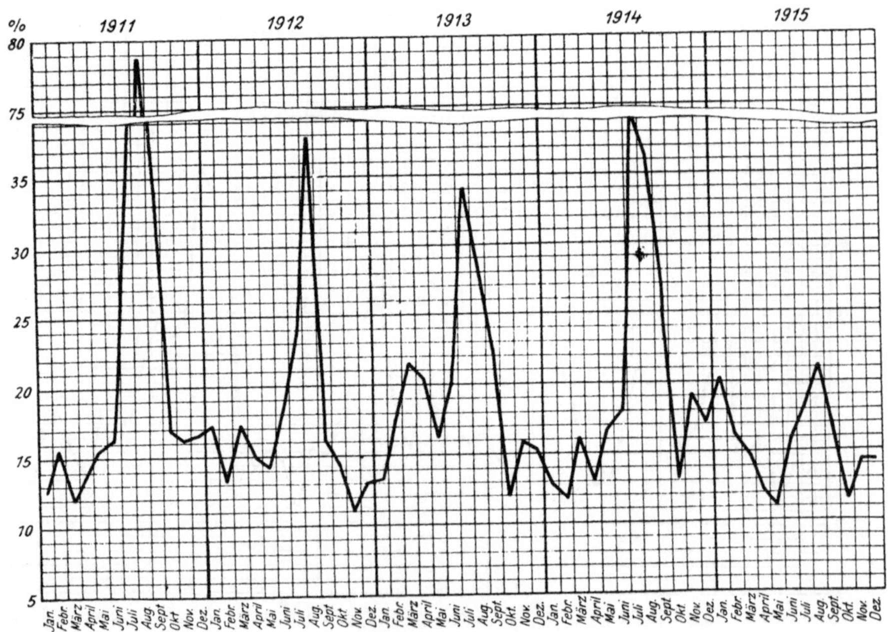

Kurve 20. Stettin. Jahressterblichkeit: 1911 = 24,3%; 1912 = 17,8%; 1913 = 19,3%;
1914 = 20,4%; 1915 = 16,1%.

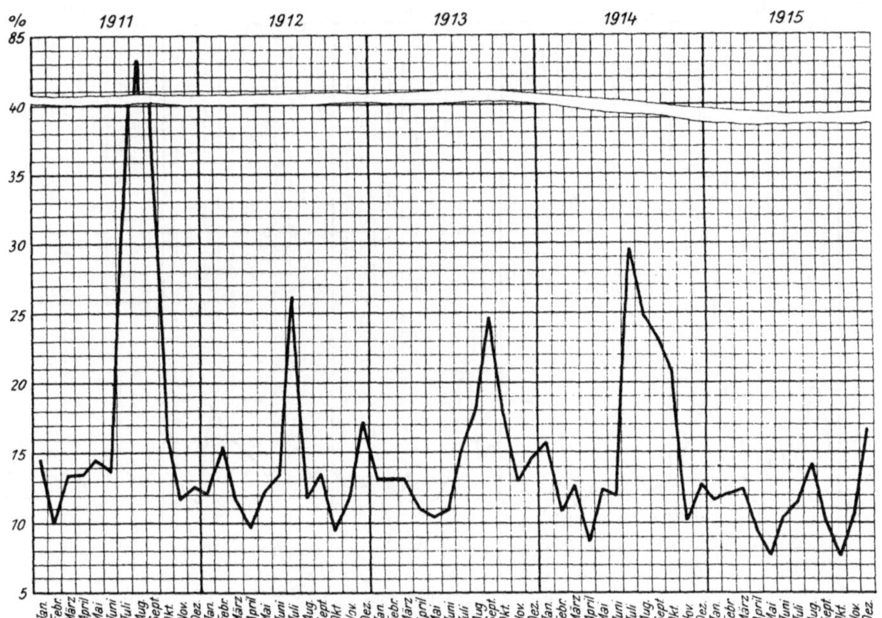

Kurve 21. Duisburg. Jahressterblichkeit: 1911 = 20,9%; 1912 = 13,6%; 1913 = 14,2%; 1914 = 16,8%; 1915 = 11,3%.

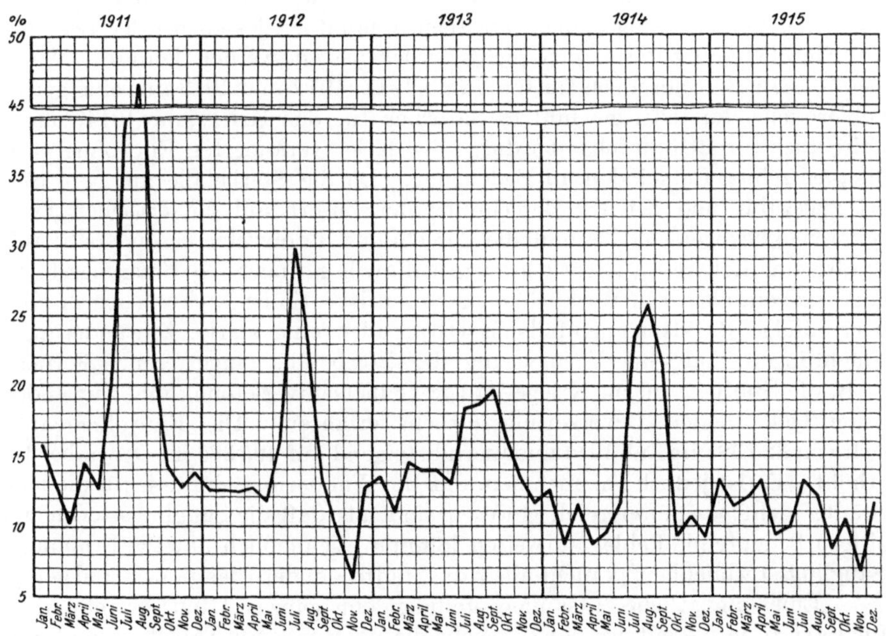

Kurve 22. Dortmund. Jahressterblichkeit: 1911 = 20,0%; 1912 = 14,3%; 1913 = 14,2%; 1914 = 13,6%; 1915 = 11,6%.

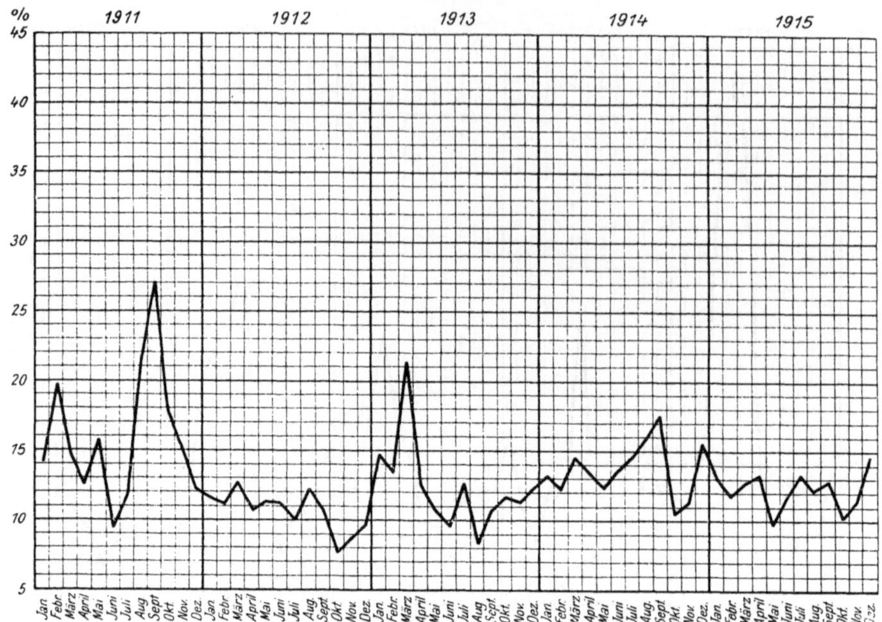

Kurve 23. Kiel. Jahressterblichkeit: 1911 = 16,4%; 1912 = 10,7%; 1913 = 12,8%;
1914 = 13,6%; 1915 = 12,4%.

Es mag noch besonders betont werden, daß in den Großstädten die Grundzahlen mangels besonderer Zählungen die durch die Wanderungseinflüsse
bedingten Verschiebungen nicht angeben, was infolgedessen bei der Berechnung
der Sterblichkeitsziffern auch nicht berücksichtigt werden konnte. Während
dies bei den Berechnungen für die Jahre 1911, 1912 und 1913 nur eine geringere
Fehlerquelle darstellt, gewinnt es natürlich für das Kriegsjahr 1914, und teilweise auch für 1915, infolge der durch den Krieg veränderten Einwohnerverhältnisse einzelner Gemeinden an Bedeutung. Da die Sterbefälle nur dem Sterbeort zugezählt und bei der Berechnung der Ziffern auf die örtlichen Lebendgeborenen bezogen sind, so muß die Berechnung für einzelne besonders betroffene
Städte eine höhere — natürlich eventuell auch geringere — Säuglingssterblichkeit ergeben, als sie in Wirklichkeit gewesen ist. So ist nachweislich in Königsberg infolge des Russeneinfalls in Ostpreußen eine starke Zuwanderung von
Flüchtlingen und eine Vermehrung der Sterbefälle eingetreten. Ferner hat
z. B. die Stadt Essen im Kriege infolge Gebietseinverleibung und Zuwanderung
einen bedeutenden Bevölkerungszuwachs erfahren. Die Einwohnerzahl hat
sich von 325 381 im Juli 1914 andauernd steigend auf 495 385 im Dezember 1915[1])
erhöht. Es ist jedoch anzunehmen, daß die Wanderungseinflüsse für die meisten
Städte nicht so umfangreich gewesen sind, als daß die Säuglingssterblichkeitsziffern bedeutende Fehler aufweisen könnten; schließlich hat die Erhöhung der
Säuglingssterblichkeit ja nicht allein die Städte, sondern das ganze Land getroffen.

Eine monatliche Zusammenstellung ein ganzes Land betreffend kann
für Bayern mitgeteilt werden[2]), (siehe die nachstehende Tabelle 5 und Kurve).

[1]) Laut Veröffentlichungen des Kaiserl. Gesundheitsamtes. Verlag Julius Springer, Berlin.
[2]) Die absoluten Zahlen der Lebendgeborenen in den Jahren 1911 und 1912, sowie
die absoluten Zahlen der Säuglingssterbefälle in den Jahren 1911, 1912 und 1914 sind aus

Die Säuglingssterblichkeit im Kriegsjahre 1914 wird beherrscht von der Steigerung im August und September, während die Sterblichkeit im Juli nicht über den Durchschnitt hinausgegangen ist.

Tabelle 5.
Die Säuglingssterblichkeit im Königreich Bayern in den Jahren 1911—1914.

a) Zahl der im 1. Lebensjahr gestorbenen Kinder.

Jahr	Januar	Februar	März	April	Mai	Juni	Juli	August	September	Oktober	November	Dezember	Jahressterblichkeit
1911	3 359	3 250	3 748	3 558	3 434	3 205	4 602	6 368	6 146	3 751	2 602	2 642	46 665
1912	2 846	3 150	3 590	3 434	3 506	2 998	3 228	3 241	2 716	2 786	2 598	2 913	37 006
1913	2 908	2 810	3 380	3 408	3 225	3 043	3 036	3 051	3 295	3 237	2 689	2 723	36 805
1914	3 025	2 854	3 307	3 033	2 873	2 764	3 106	4 202	4 630	3 225	2 615	2 833	38 467

b) Säuglingssterbeziffer (im 1. Lebensjahr Gestorbene in Prozent aller Lebendgeborenen).

Jahr	Januar	Februar	März	April	Mai	Juni	Juli	August	September	Oktober	November	Dezember	Jahressterblichkeit
1911	18,7	18,2	21,0	20,0	19,3	18,1	25,5	34,6	34,9	21,4	14,9	15,1	22,3
1912	16,3	18,0	20,5	19,6	20,2	17,2	18,6	18,1	15,6	16,0	15,0	16,6	17,7
1913	16,8	16,3	19,7	19,9	18,8	17,8	17,8	17,9	19,4	19,1	15,9	16,2	18,2
1914	18,0	17,0	19,7	18,1	17,2	16,5	18,6	25,2	27,8	19,4	15,7	17,1	19,3

Kurve 24. Königreich Bayern. Jahressterblichkeit: 1911 = 22,3 %; 1912 = 17,7 %; 1913 = 18,2 %; 1914 = 19,3 %.

dem „Statistischen Jahrbuch für das Königreich Bayern", 12. und 13. Jahrgang, 1913 und 1915, und aus der „Zeitschrift des K. Bayer. Statistischen Landesamtes", Jahrgang 1913, Heft 4, entnommen, während die übrigen absoluten Zahlen vom K. Bayer. Statistischen Landesamt direkt mitgeteilt worden sind. Die Berechnung der Verhältniszahlen erfolgte in der auf S. 565 (Fußnote 2) bezeichneten Weise.

Als Gesamtergebnis kann man also sagen, daß an dem Anstieg der Säuglingssterblichkeit im ersten Kriegsjahre vorwiegend das III. Quartal, aber auch das IV. beteiligt war, und daß die Säuglingssterblichkeit im Jahre 1915 zu Zahlen abgeklungen ist, wie wir sie in früheren Jahren nicht gehabt haben.

Bei der Berechnung der Jahressterblichkeit für 1915 kann man nicht in der üblichen Weise verfahren und die im 1. Lebensjahre Gestorbenen auf die Lebendgeborenen desselben Jahres beziehen. Ein Mangel dieser Methode ist bekanntlich, daß die Gestorbenen des 1. Jahres nicht allein aus dem Jahrgang der Lebendgeborenen stammen, auf den sie bezogen werden, sondern auch aus dem vorhergehenden Jahre. Wenn die Zahl der Geburten nicht stark wechselt, wie dies gewöhnlich der Fall ist, entsteht hieraus kein Fehler, wohl aber dann, wenn sie von einem Jahre zum anderen stark zu- oder abnimmt. Man kann sich in diesem Falle dadurch helfen, daß man die Gestorbenen des 1. Lebensjahres auf die Mittelzahl der in den beiden in Betracht kommenden Jahren Geborenen bezieht (Prinzing)[1].

Neuerdings hat Rahts[2] in seiner Arbeit eine Formel angegeben, nach welcher die Säuglingssterblichkeit zu berechnen ist, wenn zwei aufeinanderfolgende Kalenderjahre sehr abweichende Geburtenzahlen aufweisen.

In der Tabelle 6 sind die aus diesen beiden Arten der Berechnung sich ergebenden Sterblichkeitsziffern für 1915 den in der üblichen Weise berechneten gegenübergestellt.

Tabelle 6.

Säuglingssterblichkeit im Jahre 1915.

Stadt:	Übliche Berechnungsart	Berechnungsart nach Rahts	Berechnungsart nach Prinzing
	%	%	%
Berlin	14,2	13,4	12,8
Hamburg	11,1	10,3	9,6
München	14,9	12,2	10,7
Leipzig	13,2	12,5	11,9
Dresden	10,7	9,9	9,4
Cöln a. Rh.	14,7	14,1	13,7
Breslau	17,8	16,8	16,1
Frankfurt a. M.	10,4	9,7	9,2
Düsseldorf	11,7	11,0	10,5
Nürnberg	16,4	14,9	13,8
Charlottenburg	13,5	12,6	12,0
Hannover	11,2	10,5	10,1
Essen	13,2	13,5	13,8
Chemnitz	16,5	14,9	13,9
Stuttgart	10,4	10,1	9,9
Magdeburg	19,4	18,1	17,2
Bremen	10,9	10,1	9,5
Königsberg	19,6	18,2	17,2
Neukölln	13,8	12,6	11,9
Stettin	17,9	16,8	16,1
Duisburg	13,2	12,1	11,3
Dortmund	12,5	12,0	11,6
Kiel	12,9	12,6	12,4

[1] Prinzing, Handbuch der Medizinischen Statistik. Verlag Gustav Fischer, Jena 1906.

[2] Rahts, Ermittelung der Säuglingssterblichkeit in Kriegszeiten. Deutsches Statistisches Zentralblatt, 8. Jahrgang, Nr. 7, August—September 1916. Verlag B. G. Teubner, Leipzig.

Die Jahressterblichkeit 1915 (nach der von Prinzing angegebenen Methode berechnet) war in den Großstädten mit Ausnahme von Essen durchweg nicht nur niedriger als 1914, sondern blieb mit einigen Ausnahmen auch unter der Jahressterblichkeit 1911, 1912, 1913. Die höchste Säuglingssterblichkeit war in Magdeburg und Königsberg mit 17,2 %, Breslau und Stettin mit 16,1 %, die niedrigste in Frankfurt a. M. mit 9,2 %, Dresden mit 9,4 %, Hamburg mit 9,6 % und Stuttgart mit 9,9 % zu beobachten. Magdeburg und Stettin, die sich auch in den früheren Jahren durch starke Ausschläge auszeichneten, haben auch im Jahre 1915 eine ziemlich hohe Gesamtlage gehabt. Einen ausgesprochenen Sommergipfel zeigen nur Cöln, Breslau und Magdeburg. Den niedrigsten Punkt erreicht die Sterblichkeitskurve fast durchweg im Oktober und November.

In Bayern betrug die Säuglingssterblichkeit im Jahre 1915 21,1 %. Allerdings ist auch hier die sonst übliche Berechnungsart angewandt worden. Infolgedessen erscheint die Säuglingssterbeziffer 1915 höher, als sie in Wirklichkeit gewesen ist. Nach Rahts würde sich 19,4 %, nach Prinzing 18,2 % ergeben. Für das Königreich Sachsen sind nur die absoluten Zahlen veröffentlicht worden. Die Säuglingssterblichkeit betrug nach der alten Methode berechnet 16,4 %, nach Rahts 14,9 %, nach Prinzing 13,9 %.

Schwierig ist es nun, die Frage einwandfrei zu beantworten, mit welchen Faktoren sowohl die Erhöhung der Säuglingssterblichkeit im ersten Kriegsjahre, als das Nachlassen derselben im zweiten Jahre in Zusammenhang zu bringen ist.

In erster Linie wird es sich — wie bereits betont — darum handeln zu untersuchen, wieweit die klimatischen Verhältnisse im Jahre 1914 für die Steigerung der Säuglingssterblichkeit von ausschlaggebender Bedeutung gewesen sind. Da die hauptsächlichste Steigerung der Sterblichkeit in diesem Jahre in die Sommermonate fällt, liegt es nahe, die Sterblichkeitserhöhung zunächst lediglich mit der Sommerhitze in ursächliche Beziehung zu setzen, zumal der Sommer 1914, wenn auch nicht so heiß wie 1911, so doch wärmer als in den Vorjahren war [1]).

Im Jahre 1914 zeigten die Monate Juli und August eine höhere, der September eine niedrigere Temperaturlage, als die Jahre zuvor mit Ausnahme des Jahres 1911. In einer Reihe von Städten war der Juli wärmer als der August. Der Sommer 1915 war durchweg kühler als der der Jahre zuvor. Da in den meisten Städten der Gipfel der Säuglingssterblichkeit im Jahre 1914 in den August fällt, könnte die Sterblichkeitserhöhung dieses Jahres in erster Linie mit der Sommerhitze erklärt werden. Es darf aber nicht übersehen werden, daß der Verlauf der Septemberkurve Abweichungen von der sonst früher beobachteten Form zeigt. Im Durchschnitt zeigt die Septemberkurve für die meisten Städte eine ungewöhnlich hohe Lage, die mit dem Temperaturverlauf allein nicht in Einklang zu bringen ist. In früheren Jahren mit großer Sommerhitze, besonders im Jahre 1911, beobachten wir ein ziemlich schnelles Zurückgehen der Kurve nach Eintritt kühlerer Temperatur. Dies ist für das Jahr 1914 nicht der Fall gewesen und deutet meines Erachtens darauf hin, daß neben

---

[1]) Eine Übersicht über die Temperaturschwankungen (Lufttemperatur in Grad C) in den deutschen Großstädten im Juli, August, September 1911, 1913 und 1914 ist in meiner Arbeit „Die Einwirkung des Krieges auf die Säuglingssterblichkeit und die Säuglingsschutzbewegung", Zeitschrift für Säuglingsschutz, VII. Jahrg., Heft 5/6, Mai/Juni 1915, Verlag Georg Stilke, Berlin, gegeben.

der Hitze noch ein anderer Faktor bei der Erhöhung der Säuglingssterblichkeit maßgebend gewesen sein muß. Besonders deutlich geht dies aus den Kurven hervor, die für einzelne Städte die tägliche Säuglingssterblichkeit mit der täglichen Temperaturlage vergleichen.

Die erste Zusammenstellung betrifft Berlin. Die Temperaturen sind sowohl (in der oberen Kurve) als tägliche Durchschnittstemperaturen, als auch (in der 2. Kurve) als 2 Uhr-Mittagstemperaturen gebracht, die nach Liefmann und Lindemann[1]) die ausschlaggebende sein soll. Aus beiden Kurven geht hervor, daß der August sich im Durchschnitt nicht durch eine hohe Temperaturlage ausgezeichnet hat. Auch die Mittagstemperaturen haben sich im wesentlichen zwischen 20⁰ und 25⁰ Celsius bewegt. Sie können wohl als warm, aber keineswegs als heiß bezeichnet werden; die Hitze hat im übrigen

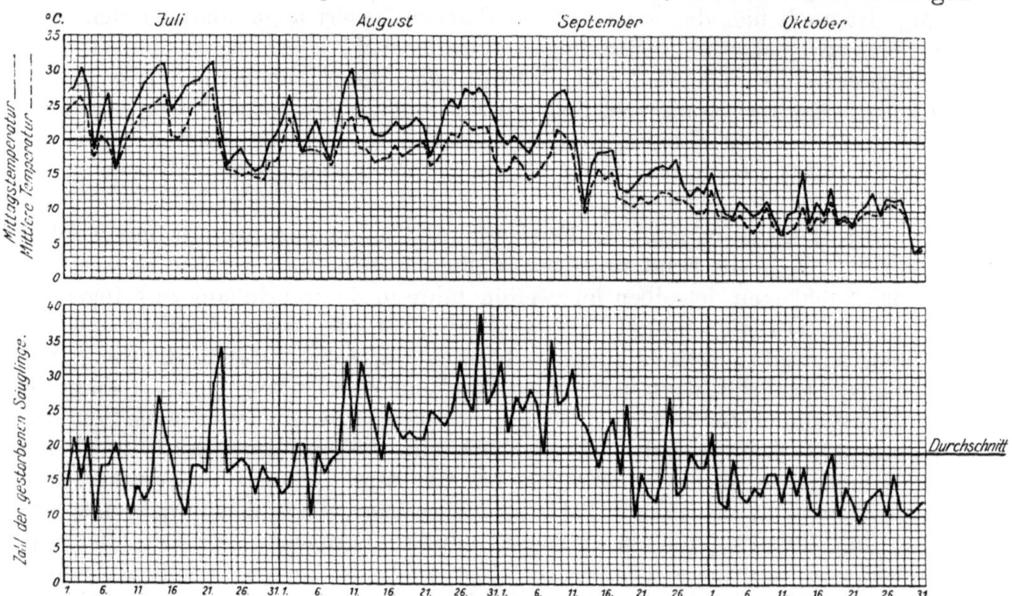

Kurve 25. Die täglichen Säuglingssterbefälle und der Temperaturverlauf in Berlin, Sommer 1914.

nicht im entferntesten Grade wie 1911 erreicht. Der Juli war wärmer als der August. Der September muß, außer dem 8., 9. und 10. September, durchweg als kühl bezeichnet werden. Die Sterblichkeit hielt sich im August und September fast durchweg über dem Durchschnitt[2]). Für den Juli hätte man mit Rücksicht auf die Temperaturlage eine höhere Sterblichkeit erwarten müssen. Für August und September ist meines Erachtens die Sterblichkeit mit der Temperaturkurve nicht vollständig in Einklang zu bringen.

Noch deutlicher wird dies in der Kurve von Cöln, wo ebenso wie in Hamburg, München, Charlottenburg, Königsberg, Kiel die höchste Erhebung der Säuglingssterblichkeit in den September fiel. Auch hier ist der August und Anfang September, nach der Mittagstemperatur beurteilt, als durchschnittlich

[1]) Liefmann und Lindemann, Die Säuglingssterblichkeit in Berlin im Sommer 1911. Sonderabdruck aus der Berl. klin. Wochenschr. 49. Jahrg. 1912, Nr. 29. Verlag August Hirschwald, Berlin.

[2]) Durchschnittlich sind von Juli bis Oktober täglich 19 Kinder gestorben.

warm, aber keineswegs als heiß zu bezeichnen. Daher kann der Verlauf der Sterblichkeitskurve nicht restlos als durch die Temperatur beeinflußt bezeichnet werden.

Übrigens zeigt auch die Oktoberkurve für einzelne Städte, z. B. Duisburg, eine ungewöhnlich hohe Lage.

Faßt man das Untersuchungsergebnis zusammen, so kann man sagen, daß die Kurve der Säuglingssterblichkeit 1914 gewiß vorwiegend durch die Sommerwärme beeinflußt worden ist, daß aber namentlich aus dem Septemberverlauf auf ein Plus geschlossen werden kann, das mit dem Kriege direkt in Verbindung gebracht werden muß.

Schließlich darf aber auch nicht vergessen werden, daß, wie die klinische Erfahrung lehrt, der Hitze, wenigstens für die allermeisten Fälle nicht eine unmittelbare, sondern nur eine mittelbare Wirkung als Todesursache beigemessen werden darf. Unter der Einwirkung hoher Temperaturen verfällt

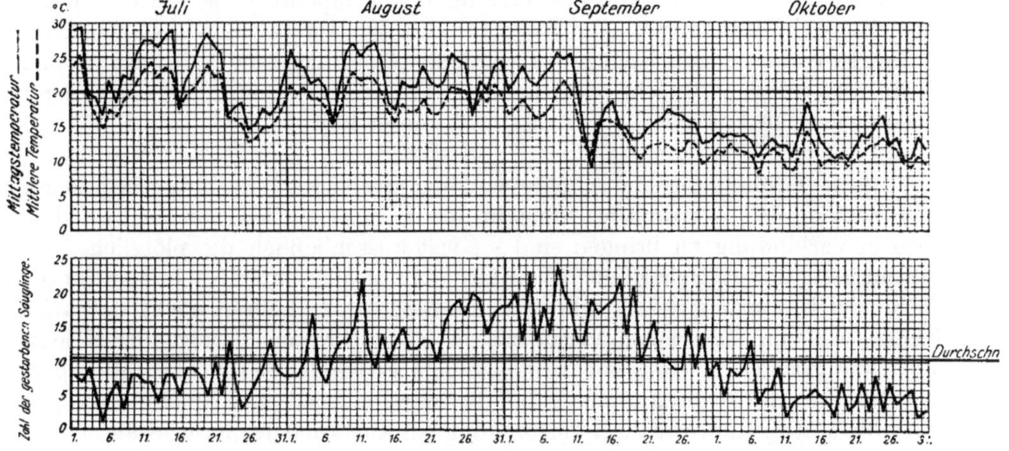

Kurve 26. Die täglichen Säuglingssterbefälle und der Temperaturverlauf in Köln, Sommer 1914.

ein in seiner Gesundheit durch unrichtige Pflege oder durch unzweckmäßige Ernährung beeinträchtigtes Kind dem Tode. Ein gesundes, richtig gepflegtes Brustkind wird durch eine hohe Temperaturlage nicht oder in bei weitem geringerem Grade beeinflußt. Andererseits sterben zahllose Säuglinge mangels geeigneter Ernährung und Pflege auch ohne Hitzeeinwirkung. Auch die Zunahme der Todesfälle an Brechdurchfall kann nicht ohne weiteres als Folge allein der Sommerhitze angesehen werden, wie es von Behla[1]) geschieht. Gewiß beobachten wir im Sommer eine Häufung der Brechdurchfälle. Die Krankheit kann deshalb aber nicht nur als „Sommerkrankheit" angesprochen werden. Wir wissen vielmehr aus klinischer Erfahrung, daß der Brechdurchfall auch in der kühlen Jahreszeit infolge von Ernährungsfehlern entstehen kann. Im heißen Sommer sind die Säuglinge nur widerstandsloser wie in den übrigen Jahreszeiten. Man kann in den vorliegenden Zahlen für den Monat August aus den Zahlen allein nicht erkennen, inwieweit die Hitze allein, inwieweit die Folgen des Krieges

---

[1]) Behla, Die Säuglingssterblichkeit in Preußen während der Sommermonate Juli, August und September 1914. S. A. aus der Berl. klin. Wochenschr. 52. Jahrg. 1915, Nr. 29. Verlag August Hirschwald, Berlin.

ausschlaggebend für das Sterben der Säuglinge war. Dagegen gestattet der Kurvenverlauf in den Monaten September und Oktober, in denen die Hitzeeinwirkung gefehlt hat, den Schluß, daß die sonst für das Sterben der Säuglinge kenntlichen Gründe eine Steigerung erfahren haben müssen. Wie schon weiter vorn erwähnt worden ist, zeigen die Zahlen für Preußen und Sachsen auch für das IV. Quartal allgemein eine Erhöhung gegenüber den Vorjahren, für die eine Erklärung zunächst fehlt. Jedenfalls ist nicht ohne weiteres gerechtfertigt, den Kurvenverlauf der Monate September und Oktober lediglich mit der Augustwärme in Verbindung zu bringen. Es kann vielmehr angenommen werden, daß viele Säuglinge gestorben sind, nicht nur weil die Hitze sie geschädigt hat, sondern weil der Krieg ihre Pflegebedingungen so verschlechterte, daß sie schon die gewiß mäßige Hitze des August und September hinwegraffen konnte. Es kann auch angenommen werden, daß viele am Leben geblieben wären, wäre die Hitze allein als schädigender Faktor aufgetreten.

Über die Besonderheiten des Verlaufs der Temperatur, der Niederschläge usw., die nach Prinzing[1]) eine Rolle für den Verlauf der Kindersterblichkeit spielen, kann hier nichts angegeben werden. Allerdings sind Liefmann und Lindemann[2]) der Ansicht, daß neben der Temperatur ein Einfluß anderer meteorologischer Faktoren sich nicht nachweisen läßt.

Als die Gründe, die eine erhöhte Säuglingssterblichkeit bei Kriegsbeginn zur Folge hatten, sind — soweit sie nicht in der Hitze zu suchen, sondern mit dem Krieg in Verbindung zu bringen sind — fast ausschließlich die plötzliche Verschlechterung der wirtschaftlichen Verhältnisse mit allen ihren Nachteilen für die Pflege und Ernährung des Säuglings anzusehen. Dazu kommt noch, daß auch viele in besseren materiellen Verhältnissen lebende Frauen infolge der Kriegssorgen die Pflege und sorgsame Ernährung ihres Kindes vernachlässigt haben.

Dagegen dürfte die Annahme, daß die schweren seelischen Erschütterungen, denen die Mütter kurz vor ihrer Entbindung bei Ausbruch des Krieges ausgesetzt waren, bzw. die Verschlechterung der wirtschaftlichen Verhältnisse zu Geburten lebensschwacher Kinder Veranlassung gegeben haben, nicht — zum mindesten nicht in nennenswertem Umfange — zutreffen. Da und dort wird behauptet, daß eine Vermehrung der Sterbefälle an „angeborener Lebensschwäche" im ersten Lebensmonate zu verzeichnen gewesen ist. Die Zahlen für Preußen oder das Reich sind noch nicht veröffentlicht. Für Berlin ergibt sich folgende Zusammenstellung:

Als an Lebensschwäche verstorben sind gemeldet im

April	1914 139	Säuglinge
Mai	„ 114	„
Juni	„ 135	„
Juli	„ 109	„
August	„ 110	„
September	„ 123	„
Oktober	„ 113	„

Man kann aber sagen, daß die „angeborene Lebensschwäche" als Todesursache in der Statistik nicht anders als in Friedenszeiten zu bewerten ist.

[1]) Archiv für Soziale Hygiene und Demographie, 11. Band, 1916, 3. Heft, S. 385. Verlag F. C. W. Vogel, Leipzig.

[2]) l. c. S. 13.

Wir wissen heute, daß weitaus die meisten Kinder lebenskräftig geboren werden, daß sie nur infolge Mängel der Pflege und Ernährung frühzeitig, vornehmlich im ersten Lebensmonat sterben. Die meisten dieser an „angeborener Lebensschwäche“ gestorbenen Kinder können ohne weiteres in der Rubrik „Darmkatarrh“ registriert werden. Als an „angeborener Lebensschwäche“ verstorben kann ein Kind nur bezeichnet werden, wenn es entweder zu früh geboren oder innerhalb der ersten Lebensstunden oder Lebenstage stirbt. Ist es erst einmal einen halben oder einen ganzen Monat alt geworden und dann erst, womöglich unter Krankheitserscheinungen gestorben, so kann die Diagnose „Lebensschwäche“ als Todesursache nicht als die richtige anerkannt werden. Das gilt ebenso für die Kriegs- wie für die Friedenszeit.

Im Zusammenhang mit diesen Darlegungen mag noch bemerkt werden, daß neuerdings Kettner[1]) mit der Ansicht hervorgetreten ist, daß der Krieg auf einen nicht unbeträchtlichen Teil der Geborenen insofern einen Einfluß ausgeübt habe, als er den körperlichen Zustand dieser Kinder ungünstig beeinflußt hätte. Er nennt sie „Kriegsneugeborene“ und versteht darunter äußerst kleine, im Wachstum allgemein zurückgebliebene, zierliche, auffallend magere Kinder mit faltiger Haut, die bei dem Mangel jeglichen Fettansatzes nicht selten etwas an das Greisenhafte Erinnerndes haben: sie seien zumeist keine „Frühgeburten“, sondern der Zeit nach richtig ausgetragen, doch anscheinend in dieser Zeit nicht ganz fertig geworden. Ein weiteres, sehr wesentliches Merkmal sei eine dauernde motorische Unruhe. Kettner steht mit dieser Beobachtung vereinzelt da. Von keiner anderen Seite sind ähnliche Dinge beobachtet worden; auch unter dem ziemlich reichhaltigen Neugeborenenmaterial des Kaiserin Auguste Victoria Hauses und ebenso in der hiesigen Fürsorgestelle sind ähnliche Beobachtungen nicht gemacht worden. Kettner ist übrigens durch Langstein[2]) widerlegt worden.

Der durch den Krieg verursachte wirtschaftliche Niedergang hat nicht nur die Familien der Kriegsteilnehmer, für die übrigens alsbald durch die Familienunterstützung sowohl, wie durch private Wohltätigkeit ziemlich ausreichend gesorgt wurde, getroffen, sondern auch diejenigen, die durch den Krieg erwerbslos geworden und oft in die bitterste Not geraten sind.

Für das Reich zeigt die nachstehende kurvenmäßige Zusammenstellung der Mitteilungen des Kaiserlichen Statistischen Amtes[3]) deutlich die Bewegung der Arbeitslosigkeit in den Jahren 1914 und 1915 im Vergleich zu dem Durchschnitt 1907—1913. Im August 1914 zeigt die Kurve eine plötzliche Steigerung, um im September zurückzugehen und in den folgenden Monaten weiter zu fallen; erst im April 1915 erreicht sie den Stand des Vorjahres und hält sich im weiteren Verlauf des Jahres 1915 ständig nur wenig über dem Durchschnitt 1907—1913. Wir sehen auch hier wieder bei Kriegs-

---

[1]) Kettner, Die offene Säuglingsfürsorge in Krieg und Frieden. Zeitschrift für Säuglingsschutz, VIII. Jahrgang, Heft 1 und 2, Januar und Februar 1916. Verlag Georg Stilke, Berlin.

[2]) Langstein, Bemerkungen über die „Kriegsneugeborenen“. Zeitschrift für Säuglingsschutz, VIII. Jahrg, Heft 3, März 1916. Später haben sich noch eine Reihe anderer namhafter Kinderärzte zu der Frage geäußert. Sie alle stimmen darin überein, daß sie eine besondere Art von Kriegsneugeborenen nach Art der Ausführungen Kettners nicht beobachtet haben. Vgl. Zeitschrift für Säuglingsschutz, VIII. Jahrgang, Heft 6, Juni 1916.

[3]) Reichs-Arbeitsblatt. Herausgegeben vom Kaiserl. Statistischen Amte, Abteilung für Arbeiterstatistik. 13. Jahrgang, Dezember 1915, Nr. 12, S. 962. Carl Heymans Verlag, Berlin.

ausbruch im August und September 1914 die höchste Not, ein Beweis, daß auch die Schädigungen in dieser Zeit die größten gewesen sein müssen.

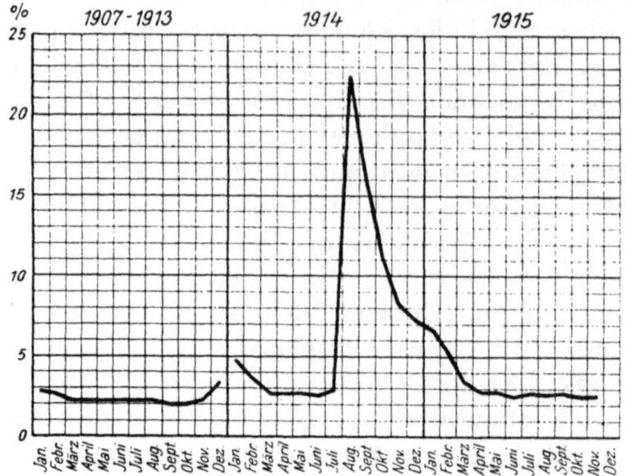

Kurve 27. Bewegung der Arbeitslosigkeit. Das Verhältnis der Arbeitslosenzahl zur Mitgliederzahl der Fachverbände im Durchschnitt der Jahre 1907—1913, sowie in den Jahren 1914 und 1915.

Setzt man in den Arbeiterfachverbänden die Gesamtzahl der Arbeitslosentage in Beziehung zur Gesamtzahl der Mitgliedertage, wie es im nachfolgenden geschehen ist, so ergibt sich hieraus der wirkliche Umfang der Arbeitslosigkeit[1]).

Von 100 Mitgliedertagen waren Arbeitslosentage:

Vierteljahr	1909	1910	1911	1912	1913	1914
I.	3,2	1,7	1,8	1,8	2,1	3,2
II.	1,9	1,4	1,0	1,1	1,8	2,1
III.	1,6	1,2	1,1	1,1	2,1	11,4
IV.	1,4	1,2	1,1	1,4	2,5	8,7

Die Arbeitslosigkeit im Jahre 1914 war durchweg höher als in den fünf Vorjahren, erreichte aber im III. Quartal 1914 eine nie zuvor beobachtete Höhe. Daß dies auf die Lebenserwartung der Säuglinge nicht ohne Einfluß geblieben sein kann, wird wohl von keiner Seite bestritten werden.

Interessante Zusammenstellungen über den Beschäftigungsgrad hat das Statistische Amt der Stadt Nürnberg veröffentlicht[2]). Die deutschen Großstädte sind in verschiedener Weise durch den Ausbruch des Krieges mitgenommen worden, je nachdem einerseits Absatzstockungen eingetreten waren, andererseits Lieferungen für Kriegsbedürfnisse teilweise Ersatz boten. So hatte einen besonders hohen Rückgang der Beschäftigten im August Bremen mit 32 %, Cöln mit 34 %, Düsseldorf mit 30 %, Leipzig mit 30 %, Nürnberg sogar mit 40 %, während eine verhältnismäßige geringere Minderung Essen mit 14 %, Kiel mit 12 % hatte. Im Durchschnitt schwankte der Rückgang zwischen 20 und 30 %. Auch im September noch zeigten einige Städte (Chemnitz, Dresden, Hannover, Kiel, Mannheim) eine weitere, wenn auch geringere Zu-

---

[1]) Reichs-Arbeitsblatt. Herausgegeben vom Kaiserl. Statistischen Amte, Abteilung für Arbeiterstatistik. 13. Jahrgang, Januar 1915, Nr. 1, S. 4. Carl Heymanns Verlag, Berlin.

[2]) Nürnberg während des Krieges, Wirtschaftliche Lage und soziale Fürsorge 1. August bis 1. November 1914. Herausgegeben vom Statistischen Amt. Nürnberg 1914. Buchdruckerei Robert Stich, Nürnberg.

nahme der Arbeitslosen. Es ist bemerkenswert, daß in denselben Städten mit besonders hohem Rückgang der Beschäftigten zu gleicher Zeit die Säuglingssterblichkeit besonders hoch war: Bremen im August 18,9 %, Cöln im August 36,4 %, im September 33,9 %, Düsseldorf im August 26,2 %, Leipzig 30,6 %, Nürnberg 23,5 %, Chemnitz im August 42,2 %, im September 35 %, Hannover im August 27,3 %. Erst am 1. Oktober konnte eine allgemeine Hebung des Beschäftigungsgrades konstatiert werden, in Bremen um 10 %, in München und Nürnberg um 7 %, in Cöln und Frankfurt a. M. um 6 %. Berlin und München zeigten am 1. November eine Mehrung von 11 % gegenüber dem 1. September.

Für das hier zu behandelnde Thema interessiert vornehmlich das Verhältnis der Geschlechter in den Veränderungen des Beschäftigungsgrades. Man sollte denken — heißt es in der Nürnberger Schrift — daß infolge der Einberufung

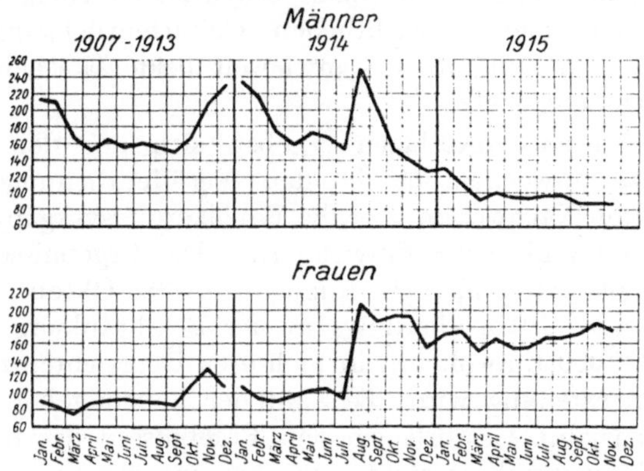

Kurve 28. Andrang der Arbeitsuchenden bei den Arbeitsnachweisen. Auf 100 offene Stellen kommen Arbeitsuchende im Durchschnitt der Jahre 1907—1913, sowie in den Jahren 1914 und 1915:

zum Heeresdienst nun eine besonders starke Verminderung der beschäftigten Männer eingetreten sei. Dagegen hat sich gezeigt, daß die Verminderung bei den Frauen fast ebensogroß war. In Nürnberg z. B. ergab die Zählung bei den Männlichen einen Rückgang um 42 %, bei den Weiblichen um 38 %. Unter den arbeitslosen Mitgliedern der freien Gewerkschaften waren weiblichen Geschlechts am 1. August 21 %, am 1. September 43 %, am 1. Oktober 55 %. Wie groß die Verschiebungen auf dem Arbeitsmarkte zuungunsten der Frauenarbeit sind, ergibt sich aus den im Reichs-Arbeitsblatt gemachten Mitteilungen des Kaiserlichen Statistischen Amtes. Aus den Zahlen geht hervor, daß die Zunahme der Frauenarbeit im Jahre 1914 nicht wesentlich war. Erst im zweiten Kriegsjahre setzte die Frauenarbeit stärker ein und hat jetzt eine fast unübersehbare Ausdehnung angenommen. Es betrug im Jahre 1915 die

| | Zunahme (+) oder Abnahme (—) | |
	bei den Männern	bei den Frauen
vom 1. Januar bis 1. Februar	—0,96 v. H.	+ 0,78 v. H.
„ 1. Februar bis 1. März	—0,20 „ „	+ 2,60 „ „
„ 1. März bis 1. April	—1,01 „ „	+ 2,07 „ „
„ 1. April bis 1. Mai	+ 1,30 „ „	+ 3,66 „ „
„ 1. Mai bis 1. Juni	+ 1,41 „ „	+ 0,92 „ „

Der Andrang der weiblichen Arbeitsuchenden bei den Arbeitsnachweisen war schon alsbald nach Ausbruch des Krieges sehr stark.

Vorstehende vom Kaiserlichen Statistischen Amt in dem genannten Reichs-Arbeitsblatt veröffentlichten beiden Kurven orientieren über den Andrang der Arbeitsuchenden beiderlei Geschlechts bei den Arbeitsnachweisen. Man sieht daraus, daß der Andrang der Frauen, der ebenfalls im August 1914 am größten war — was auch ein Beweis dafür ist, daß der August die größte Not gebracht hat — zwar in den folgenden Monaten etwas geringer gewesen ist, jetzt aber immer noch ungewöhnlich groß ist und weit über dem Durchschnitt der Jahre 1907—1913 steht.

II.

Das Jahr 1915 hat neben einem bedeutenden Rückgang der Säuglingssterblichkeit auch einen beträchtlichen Geburtenrückgang gebracht. Hier wird zu untersuchen sein, ob und inwieweit beide Erscheinungen im ursächlichen Zusammenhang stehen.

Die statistischen Unterlagen ergeben sich aus den vom Kaiserlichen Gesundheitsamte allwöchentlich in den Veröffentlichungen des genannten Amtes mitgeteilten Nachweisen über die Bevölkerungsvorgänge in den deutschen Orten mit 40 000 und mehr Einwohnern. Die Ergebnisse sind für die Zeit vom 4. April bis 31. Juli, 1. August bis 30. Oktober und 31. Oktober 1915 bis 1. Januar 1916, allerdings in der Beschränkung auf die 26 Städte mit mehr als 200 000 Einwohnern in mehreren Übersichten zusammengestellt[1]). In der Zusammenstellung wird die Zahl der Lebendgeborenen und die Zahl der im 1. Lebensjahre Gestorbenen den Ergebnissen der entsprechenden Zeit des Jahres 1914 gegenübergestellt. Sie beginnt also im 9. Kriegsmonat.

Der Rückgang der Geburten setzte in den meisten Großstädten anfangs des 10. Kriegsmonats und zwar ziemlich plötzlich in der ersten Maiwoche ein, nachdem sich für den Monat April 1915, der noch nicht unter dem Einfluß des Krieges stand, gegenüber dem Vorjahre im Durchschnitt eine Steigerung der Geburten ergeben hatte[2]). An dem Rückgange der Geburten in den weiteren Wochen sind mit Ausnahme von Essen und teilweise Kiel alle Städte beteiligt. In Essen handelt es sich, wie besonders betont wird, wohl nur um eine scheinbare Steigerung der Geburtenzahlen. Die Einwohnerzahl von Essen ist, wie schon weiter oben einmal erwähnt worden ist, infolge der Einverleibung großer Nachbarorte erheblich gestiegen. Die Zunahme der Bevölkerung ist jedoch verhältnismäßig größer, als die Zunahme der Lebendgeborenen, so daß sich in Wirklichkeit auch dort ein Rückgang der Geburten ergeben hat.

Die Abnahme der Zahl der Lebendgeborenen ist in der zweiten Vergleichsperiode (1. August bis 30. Oktober)[3]). noch größer geworden. Es wird darauf hingewiesen, daß dies schon aus dem Grunde der Fall sein muß, weil im 1. Vergleichsvierteljahr auch die Zeit vom 4. April bis 1. Mai miteinbegriffen ist, in der ein Einfluß des Krieges auf die Geburtenhäufigkeit sich noch nicht geltend

---

[1]) Vgl. die Veröffentlichungen des Kaiserlichen Gesundheitsamtes, 39. Jahrgang, Nr. 40, und 40. Jahrgang, Nr. 5 und Nr. 15, Verlag Julius Springer, Berlin.

[2]) Zitierte Veröffentlichungen, 39. Jahrg., Nr. 40, Tabelle Nr. 1, S. 696/7.

[3]) Zitierte Veröffentlichungen, 40. Jahrg. Nr. 5, Tabelle Nr. 1, S. 58/9.

machen konnte. Ein bedeutsamer Anstieg der wöchentlichen durchschnittlichen Geburtenabnahme vom ersten Beobachtungszeitraum zum zweiten ist nur in Hamburg von 99,5 auf 148,4, Leipzig von 39,5 auf 64,9, Cöln von 16,5 auf 65,2 und Königsberg von 23,9 auf 66,2 eingetreten, während in Berlin, Frankfurt a. M., Stuttgart, Neukölln und Kiel sich eine verminderte Abnahme zeigte. In Breslau ist überhaupt keine Veränderung, in Essen eine Zunahme der absoluten Zahl der Lebendgeborenen eingetreten. In der Gesamtheit der 25 Städte, von denen vollständige Nachweise vorliegen, hat die Zahl der Lebendgeborenen in diesem Zeitraum gegenüber dem Vorjahr um 15 457 oder 26,2 % abgenommen.

In der dritten Vergleichsperiode (31. Oktober 1915 bis 1. Januar 1916) [1], ist die Abnahme der Geburten teilweise noch stärker geworden. Einen gewaltigen Anstieg der wöchentlichen Geburtenabnahme von der zweiten zur dritten Vergleichsperiode hat Berlin — von 137,4 auf 174,7 — erfahren. Auch Breslau ist von 52,9 auf 76,6 gestiegen.

Für die 26 Städte ergibt sich in den drei Vergleichsperioden folgende Zusammenstellung der Abnahme (—) bzw. Zunahme (+) der Lebendgeborenen im wöchentlichen Durchschnitt:

	I. 4. IV. — 31. VII. 1915 (17 Wochen)	II. 1. VIII. — 30. X. 1915 (13 Wochen)	III. 31. X. 1915 — 1. I. 1916 (9 Wochen)	I.—III. 4. IV. 1915 — 1. I. 1916 (39 Wochen)
1. Berlin	— 141,4	— 137,4	— 174,7	— 147,7
2. Hamburg	— 99,5	— 148,4	— 137,8	— 124,6
3. München	— 47,0	— 56,5	— 63,8	— 54,1
4. Leipzig	— 39,5	— 64,9	— 74,2	— 56,0
5. Cöln	— 16,5	— 65,2	— 72,1	— 45,6
6. Dresden	— 56,1	— 62,2	— 65,2	— 60,3
7. Breslau	— 52,5	— 52,9	— 76,6	— 58,2
8. Essen	+ 35,5	+ 13,2	+ 18,2	+ 24,1
9. Frankfurt a. M.	— 46,2	— 32,8	— 41,6	— 40,7
10. Düsseldorf	— 38,8	— 52,6	— 68,1	— 50,2
11. Nürnberg	— 51,2	— 55,1	— 49,6	— 52,1
12. Charlottenburg	— 18,9	— 30,7	— 27,0	— 24,7
13. Hannover	— 21,6	— 29,2	— 34,9	— 27,2
14. Chemnitz	— 42,4	— 56,2	— 52,4	— 49,3
15. Stuttgart	— 30,4	— 28,8	— 14,7	— 26,2
16. Neukölln	— 29,0	— 26,4	— 26,7	— 27,6
17. Magdeburg	.	— 31,4	— 45,4	.
18. Dortmund	— 25,4	— 38,6	— 48,1	— 35,1
19. Königsberg	— 23,9	— 66,2	— 63,3	— 47,1
20. Duisburg	— 40,2	— 51,8	— 57,2	— 48,0
21. Bremen	— 26,8	— 36,4	— 33,4	— 31,5
22. Stettin	— 19,5	— 28,9	— 30,2	— 25,1
23. Kiel	— 13,1	— 8,8	— 10,8	— 11,1
24. Mannheim	.	.	.	.
25. Danzig	— 22,7	— 33,5	— 31,8	— 28,4
26. Berlin-Schöneberg	— 5,6	— 7,5	— 13,6	— 8,1

In 19 Städten, von denen nur für diese Zeit vollständige Angaben vorliegen, hat in der dritten Vergleichsperiode die absolute Zahl der Lebendgeborenen um 9343 oder um 29,3 % abgenommen.

[1] Zitierte Veröffentlichungen, 40. Jahrg., Nr. 15, Tabelle S. 186/7.

Für alle drei Perioden läßt sich ein Ergebnis nur für 18 Städte geben, von denen für die ganze Zeit Angaben vorliegen. Danach haben die Lebendgeborenen um 31 008 oder 23,3 % abgenommen.

In Tabelle 7[1]) ist für die drei Beobachtungsperioden die Zahl der Lebendgeborenen den entsprechenden Zeiträumen des Vorjahres gegenübergestellt worden, wobei die Angaben für de letz teren = 100 gesetzt wurden. Der Vergleich zeigt, daß das Maximum der relativen Geburtenabnahme in der ersten Vergleichsperiode von Nürnberg mit 68,8 erreicht worden ist, während in der zweiten Vergleichsperiode Chemnitz und Königsberg noch niedrigere Indexziffern aufweisen. Das Sinken der Indexziffer von Königsberg von 81,8 auf 59,2 wird dadurch erklärt, daß die Zahl der Lebendgeborenen im Oktober 1914 wohl infolge der Aufnahme vieler Flüchtlinge eine ungewöhnliche Zunahme erfahren hatte, die Abnahme im Jahre 1915 daher größer erscheint, als sie in Wirklichkeit gewesen ist. Als Maximum der relativen Abnahme der Zahl der Lebendgeborenen kann daher nur die Indexziffer 62,6 der Stadt Chemnitz angesehen werden, die sich allerdings von der Nürnbergs (63,4) nicht sehr unterscheidet. Auch in Cöln, Essen, Hamburg, Stettin, Leipzig und Charlottenburg hat die Indexziffer in der zweiten Vergleichsperiode eine weitere starke Abnahme erfahren, während die Abnahme in den übrigen Städten geringer war. Unbedeutend war die relative Geburtenabnahme in Kiel und Frankfurt a. M. In der dritten Vergleichsperiode sind es Schöneberg und Breslau, die eine starke Abnahme aufweisen. Das Maximum liegt — abgesehen von Königsberg — wieder bei Chemnitz.

Tabelle 7.

Zahl der Lebendgeborenen in den drei Vergleichsperioden gegenüber dem entsprechenden Zeitraum des Vorjahres, wenn die Angaben für den letzteren = 100 gesetzt werden.

	4. April bis 31. Juli 1915	1. August bis 30. Okt. 1915	Unterschied	31. Oktober 1915 bis 1. Jan. 1916	Unterschied
1. Essen	120,2	107,6	— 12,6	111,1	+ 3,5
2. Cöln	94,2	77,3	— 16,9	.	.
3. Kiel	87,9	90,9	+ 3,0	88,4	— 2,5
4. Berlin-Schöneberg	86,9	82,0	— 4,9	69,3	**— 12,7**
5. Leipzig	84,1	72,3	— 11,8	68,8	— 3,5
6. Dortmund	83,8	74,3	— 9,5	.	.
7. Chemnitz	83,4	**62,6**	**— 20,8**	**62,5**	— 0,1
8. Hannover	82,4	74,2	— 8,2	69,2	— 5,0
9. Königsberg	81,8	**59,2**	**— 22,6**	**59,2**	± 0
10. München	81,2	74,4	— 6,8	72,4	+ 3,0
11. Charlottenburg	81,1	69,4	— 11,7	68,1	— 0,6
12. Stettin	80,9	68,7	— 12,2	69,7	**— 9,1**
13. Breslau	80,4	78,8	— 1,6	73,7	— 5,2
14. Berlin	80,2	78,9	— 1,3	65,2	— 6,7
15. Düsseldorf	79,8	71,9	— 7,9	72,6	+ 2,1

[1]) Die Angaben für die ersten zwei Vergleichsperioden sind aus den Veröffentlichungen des Kaiserlichen Gesundheitsamtes, 40. Jahrgang, Nr. 5, S. 57, entnommen; die Ziffern für die dritte Vergleichsperiode sind in der gleichen Weise berechnet worden.

	4. April bis 31. Juli 1915	1. August bis 30. Okt. 1915	Unterschied	31. Oktober 1915 bis 1. Jan. 1916	Unterschied
16. Danzig	79,6	70,5	— 9,1	68,8	± 0
17. Bremen	78,7	68,8	— 9,9	.	.
18. Stuttgart	78,2	77,0	— 1,2	63,6	— 0,3
19. Hamburg	76,2	63,9	— 12,3	.	.
20. Duisburg	74,4	65,0	— 9,4	66,0	— 3,2
21. Dresden	74,3	69,2	— 5,1	70,9	— 7,0
22. Frankfurt a. M. . . .	73,5	77,9	+ 4,4	.	.
23. Magdeburg	73,1 [1])	72,7	— 0,4	68,9	— 2,3
24. Neukölln	72,2	71,2	— 1,0	66,1	± 2,7
25. Nürnberg	**68,8**	63,4	— 5,4	.	.
26. Mannheim	.	.	.	.	.

Aus den Zusammenstellungen über die Säuglingssterbefälle in den drei Vergleichsperioden ergibt sich, daß bei allen Städten — mit Ausnahme von Cöln und Essen — in der Zeit vom 4. April bis 31. Juli 1914 eine Abnahme der Sterbefälle im 1. Lebensjahre zu verzeichnen war. In Stettin wurde durch die beträchtliche Abnahme der Zahl der Sterbefälle im 1. Lebensjahre fast die Hälfte der Abnahme der Zahl der Lebendgeborenen ausgeglichen.

In der zweiten Vergleichsperiode hat die Zahl der Sterbefälle durchweg abgenommen. In der Gesamtheit der 25 Großstädte — Mannheim ist ausgenommen — steht der Abnahme der Zahl der Lebendgeborenen um 15 457 eine solche der Säuglingssterbefälle um 6 354 gegenüber. In dem zweiten Beobachtungszeitraum wurde also der Rückgang der Geburten erfreulicherweise nahezu bis zur Hälfte durch den Rückgang der Säuglingssterbefälle ausgeglichen.

In der dritten Vergleichsperiode hat der Rückgang der Säuglingssterblichkeit angehalten, ist aber durchweg bei weitem nicht so stark gewesen wie in der zweiten Vergleichsperiode. Für die 19 Städte, von denen für diese Zeit vollständige Angaben vorliegen, steht der Abnahme der Zahl der Lebendgeborenen um 9 343 eine solche der Säuglingssterbefälle von 1 420 gegenüber. In der dritten Vergleichsperiode wurde demnach der Rückgang der Geburten (in 19 Städten) etwa zum 7. Teile, für alle drei Perioden (in 18 Städten, vergl. S. 594, 1. Absatz), etwa zum 4. Teile durch den Rückgang der Säuglingssterbefälle ausgeglichen.

Betrachtet man die prozentuale Zu- und Abnahme der Lebendgeborenen und der Sterbefälle im 1. Lebensjahre, so zeigt sich, daß die Abnahme der Zahl der Sterbefälle im 1. Lebensjahre für die Gesamtheit der Städte in der Zeit vom 1. August bis 30. Oktober [2]) 52,9 %, in der Zeit vom 31. Oktober bis 1. Januar 1916 [3]) 33,2 % betrug, während sie bei den Lebendgeborenen 26,2 % bzw. 29,3 % erreichte. Die prozentuale Abnahme der Zahl der Säuglingssterbefälle war also in der Zeit vom 1. August bis 30. Oktober gerade noch einmal so groß als die der Lebendgeborenen während der gleichen Zeit. Die entsprechende Zusammenstellung für die Zeit vom 31. Oktober 1915 bis 1. Januar 1916 ist in den Veröffentlichungen nicht enthalten. Berechnet

---

[1]) Beobachtungszeitraum vom 25. April bis 31. Juli (14 Wochen).
[2]) Zitierte Veröffentlichungen, 39. Jahrg., Nr. 40, Tabelle Nr. 2, S. 698.
[3]) Zitierte Veröffentlichungen, 40. Jahrg., Nr. 5, Tabelle Nr. 2, S. 60.

man für diese Zeit die prozentuale Abnahme in der gleichen Weise wie für die früheren Perioden, so ergibt sich, daß die prozentuale Abnahme der Säuglingssterbefälle auch in dieser Periode immer noch um etwa 4 % größer war als die der Lebendgeborenen. Für die Gesamtzeit ergibt sich — allerdings mit der Einschränkung auf 18 Städte — daß der prozentualen Abnahme der Lebendgeborenen um 23,3 % eine prozentuale Abnahme der Säuglingssterbefälle um 34,9 % gegenübersteht.

Zahl der Lebendgeborenen		**Abnahme**
I. (5. IV.—1. VIII. 1914)	(4. IV.—31. VII. 1915)	
59 477	48 301	— 11 176
II. (2. VIII.—31. X. 1914)	(1. VIII.—30. X. 1915)	
43 346	32 145	— 11 201
III. (1. XI. 1914—2. I. 1915)	(31. X. 1915—1. I. 1916)	
29 457	20 969	— 8 488
I.—III.　　132 280	101 415	— 30 865 = 23,3 %

Zahl der Sterbefälle im 1. Lebensjahre:		**Abnahme:**
I. (5. IV.—1. VIII. 1914)	(4. IV.—31. VII. 1915)	
8 064	6 775	— 1 289
II. (2. VIII.—31. X. 1914)	(1. VIII.—30. X. 1915)	
8 546	3 973	— 4 573
III. (1. XI. 1914—2. I. 1915)	(31. X. 1915—1. I. 1916)	
4 092	2 727	— 1 365
I.—III.　　20 702	13 475	— 7 227 = 34,9 %

Es fragt sich nun, ob und inwieweit der Rückgang der Säuglingssterblichkeit mit dem Rückgang der Geburtenhäufigkeit in ursächlichen Zusammenhang gebracht werden kann. In den genannten Veröffentlichungen des Kaiserlichen Gesundheitsamtes wird für die zweite Vergleichsperiode darauf hingewiesen, daß von 11 Städten, welche eine unterdurchschnittliche prozentuale Abnahme der Zahl der Lebendgeborenen aufweisen, nur 4 sich durch eine überdurchschnittliche Abnahme der Säuglingssterbefälle auszeichnen, nämlich Berlin mit 53,3 %, Stuttgart mit 53,7 %, Berlin-Schöneberg mit 58,3 % und Hannover mit 63,1 %; dagegen finden sich unter den 14 Städten mit einer überdurchschnittlichen prozentualen Abnahme der Zahl der Lebendgeborenen 9 Städte mit einer ebenfalls überdurchschnittlichen prozentualen Abnahme der Zahl der Sterbefälle im 1. Lebensjahre, nämlich Dresden mit 52,7 %, Königsberg mit 53,3 %, Neukölln mit 54,5 %, Nürnberg mit 57,4 %, Duisburg mit 60,4 %, Leipzig mit 61,7 %, Düsseldorf und Hamburg mit je 63,9 % und Chemnitz mit 70,6 %. Die geringste prozentuale Abnahme der Säuglingssterbefälle zeigt Kiel mit 22,1 %; hier ist auch die prozentuale Abnahme der Zahl der Lebendgeborenen mit 9,1 % am geringsten. Wie schon erwähnt, ist die prozentuale Abnahme der Zahl der Lebendgeborenen am höchsten in Chemnitz mit 37,4 % — Königsberg läßt sich aus den bereits angegebenen Gründen nicht zum Vergleiche heranziehen — und dementsprechend auch die prozentuale Abnahme der Zahl der Sterbefälle im 1. Lebensjahre mit 70,6 % am größten. Das weist nach den Veröffentlichungen des Kaiserlichen Gesundheitsamtes darauf hin, daß die Größe der prozentualen Abnahme der Lebendgeborenen anscheinend nicht ohne Einfluß auf die prozentuale Abnahme der Säuglingssterbefälle geblieben ist.

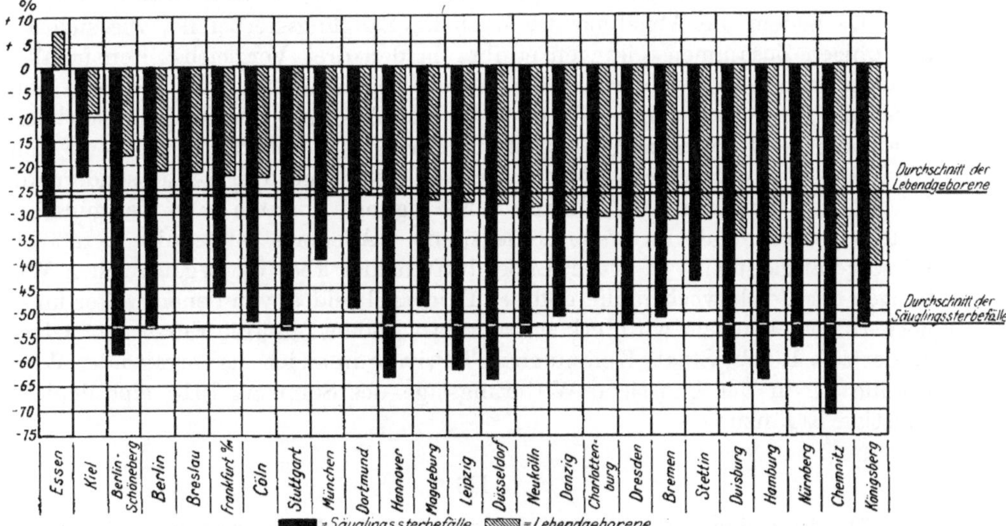

Kurve 29. Die prozentuale Zu- oder Abnahme der Lebendgeborenen und der Säuglingssterbefälle in der Zeit vom 1. August bis 30. Oktober 1915 gegenüber dem entsprechenden Zeitraum im Vorjahre, geordnet nach der Größe der prozentualen Abnahme der Lebendgeborenen.

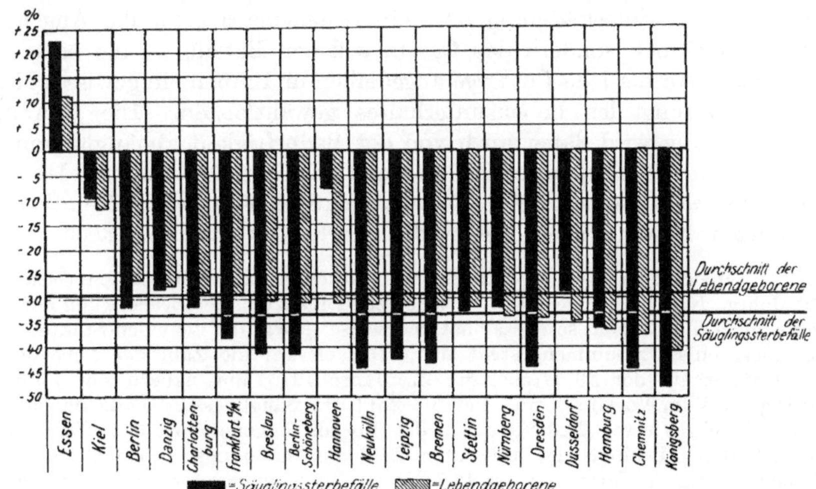

Kurve 30. Die prozentuale Zu- oder Abnahme der Lebendgeborenen und der Säuglingssterbefälle in der Zeit vom 31. Okt. 1915 bis 1. Jan. 1916 gegenüber dem entsprechenden Zeitraum im Vorjahre, geordnet nach der Größe der prozentualen Abnahme der Lebendgeborenen.

In der Tat sind diese statistischen Ergebnisse, die sich in ähnlicher Weise auch in der dritten Periode wiederholen, höchst beachtenswert. Allerdings kann man — was aus der Ordnung der Städte nach der Größe des prozentualen

Rückganges der Geburtenzahl in den vorstehenden (S. 597) Zusammenstellungen ersichtlich ist — eine Gesetzmäßigkeit nicht erkennen. Auch in der dritten Periode ist eine solche nicht deutlich, wenngleich die Differenzen nicht so stark sind, in der Gesamtheit die prozentualen Unterschiede sogar verschwinden[1]).

Da zudem die Abnahme der Zahl der Säuglingssterbefälle, wie sich aus den obigen Zusammenstellungen ergibt, in den drei Vergleichszeiten in allen Städten prozentual viel größer als die der Geburtenzahl war, so kann man annehmen, daß noch andere Faktoren für das Absinken der Säuglingssterblichkeit maßgebend gewesen sind: Nicht nur wurden durch die verminderte Zahl der Lebendgeborenen dem Sterben weniger Säuglinge ausgesetzt, sondern die Pflege- und Ernährungsverhältnisse der Säuglinge konnten sehr viel günstiger gestaltet werden, als im ersten Kriegsjahre. Allenorts setzte eine verstärkte Fürsorgetätigkeit ein; in erster Linie dürften hier aber die segensreichen Wirkungen der Reichswochenhilfe und des Reichsstillgeldes, von denen weiter unten noch zu sprechen sein wird, erkennbar sein. Zudem fand die Fürsorgetätigkeit, an der sich Reich, Staat, Kommune und Private in gleich hervorragender Weise beteiligten, in der günstigen Witterungslage des Sommers 1915 eine denkbar günstige Ergänzung.

III.

Die Beseitigung der wirtschaftlichen Not der Kriegerfamilien war Gegenstand der ersten Sorge des Reiches. Auf Grund des Gesetzes vom 28. Februar 1888 in der Fassung vom 4. August 1914, betreffend die Unterstützung von Familien in den Dienst eingetretener Mannschaften ist für diese eine Kriegshilfe vorgesehen[2]). Das Gesetz ist ein Kriegsfürsorgegesetz. Zweck desselben ist nicht eine Entschädigung oder ein Schadenersatz für die Angehörigen der Kriegsteilnehmer, sondern das Gesetz will den Beteiligten die nach ihren Verhältnissen erforderliche Fürsorge angedeihen und ihnen ein gewisses Mindestmaß zur Bestreitung des Lebensunterhaltes gewährleisten. Die Gewährung der Unterstützung wird daher auch von der Bedürftigkeit abhängig gemacht. Die Familienunterstützung unterscheidet sich nach Art, Wirkung und Höhe durchaus von der Armenunterstützung. Die aus Anlaß des Krieges aus öffentlichen Mitteln gewährten Zuwendungen ziehen den Verlust öffentlicher Rechte nicht nach

---

[1]) Inzwischen ist eine weitere Veröffentlichung des Kaiserlichen Gesundheitsamtes (40. Jahrg., Nr. 15) erschienen, in welcher zur Ergänzung der Bearbeitung der Wochenausweise auch die Ergebnisse der Monatsnachweise, sowie der von den Städten mitgeteilten Jahresergebnisse zusammengestellt sind. Danach war die Zahl der Lebendgeborenen in der Gesamtheit der 26 Großstädte im Jahre 1915 um nahezu ein Fünftel (19,3 %) niedriger als im Vorjahre, während die Zahl der Säuglingssterbefälle im Jahre 1915 um mehr als ein Viertel (26,3 %) gegen das Vorjahr abgenommen hat. Das Maximum der prozentualen Abnahme der absoluten Zahl der Säuglingssterbefälle stieg bis auf 42,1 (Chemnitz) an, das Minimum war 12,7 (Kiel). Die Säuglingssterblichkeit in den 26 Städten hat sich von 15,3 % im Jahre 1914 auf 14 % im Jahre 1915, d. h. um 1,3 auf je 100 Lebendgeborene vermindert. Hierzu bemerkt Rahts (l. c. S. 584), daß diese Werte der Säuglingssterblichkeit, soweit sie das Jahr 1915 betreffen, zu groß sind. Der Unterschied der Sterblichkeitsverhältnisse der Jahre 1914 und 1915 vergrößert sich noch beträchtlich zugunsten des Jahres 1915, wenn der wahre Wert der Säuglingssterblichkeit für 1915 (13,1 %) eingesetzt wird. Nach der Berechnungsart von Prinzing würde sich eine Säuglingssterblichkeit von 12,5 % ergeben.

[2]) Reichs-Gesetzblatt, Jahrgang 1914, Nr. 53, S. 332 (Nr. 4438).

sich[1]). Hinsichtlich der Höhe der Unterstützung findet der armenpflegliche Maßstab keine Anwendung, denn durch die Familienunterstützung soll den Angehörigen der Kriegsteilnehmer nicht nur das zum Leben unbedingt Nötige gewährt werden, es soll vielmehr das bereitgestellt werden, was nach den beruflichen und sozialen Verhältnissen der Beteiligten und bei gebotener Einschränkung zur Bestreitung des Lebensunterhaltes auf der bisherigen sozialen Stufe und zur Fortführung der Wirtschaft erforderlich ist. Die Mindestsätze stellen kein Existenzminimum dar, sondern sollen nur Zuschüsse zu den anderen Einkommensquellen der Familie sein.

Im Laufe der Kriegszeit haben sich eine Reihe von Ergänzungen und Erweiterungen als notwendig erwiesen, die auf dem Verwaltungswege angeordnet worden sind. Durch die Bundesratsverordnung vom 21. Januar 1916[2]) sind diese im wesentlichen zusammengefaßt und mit Gesetzeskraft ausgestattet worden. Das neue Gesetz enthält auch einige Änderungen und Ergänzungen.

Der Kreis der anspruchsberechtigten Personen ist nunmehr auf die Familien aller Mannschaften mit Ausnahme der Kapitulanten (Berufssoldaten, deren Dienstverhältnisse besonders geregelt sind) ausgedehnt worden. Zu den unterstützungsberechtigten Familienmitgliedern gehören: die Ehefrau und die ehelichen Kinder, ferner unter bestimmten Voraussetzungen Eltern, Großeltern, Urgroßeltern, Schwiegereltern, uneheliche Kinder, elternlose Enkel, Stiefeltern, Stiefgeschwister, Stiefkinder, die schuldlos geschiedene Ehefrau, uneheliche, mit in die Ehe gebrachte Kinder der Ehefrau, auch wenn der Ehemann nicht der Vater ist, schließlich auch Pflegeeltern und Pflegekinder.

Von Bedeutung ist die in der letzten Bundesratsverordnung enthaltene ziffernmäßige Umschreibung des Begriffes der Bedürftigkeit: die Bedürftigkeit ist stets anzunehmen, wenn das Einkommen des in den Dienst Eingetretenen und seiner Familie gemäß der letzten Steuerveranlagung eine im Gesetz festgelegte Grenze nicht überstiegen hat. Das Gesetz schreibt vor, daß bei Bedürftigkeit auf jeden Fall die sogenannten Mindestsätze gewährt werden müssen. Diese Mindestsätze sind jetzt auf monatlich 15 Mk. für die Ehefrau und 7,50 Mk. für die sonstigen Berechtigten festgesetzt. Die Lieferungsverbände sind verpflichtet, im Falle des Bedarfs über die Mindestsätze hinaus das Erforderliche zu gewähren.

Ein unterm 30. September 1915 erlassener Nachtrag zu dem Familienunterstützungsgesetz vom 28. Februar 1888 in der Fassung vom 4. August 1914 bestimmt, daß die Familienunterstützung den Hinterbliebenen 3 Monate lang neben den Hinterbliebenenrenten weiterzugewähren ist[3]).

Im großen ganzen hat das Familienunterstützungsgesetz, namentlich nach der Überwindung anfänglicher Schwierigkeiten bei der Anwendung desselben und nach den vorgenommenen Ergänzungen, seine Aufgaben in befriedigender Weise erfüllt. Da viele Stadt- und Landkreise die Unterstützungssätze heraufgesetzt, teilweise sogar verdoppelt haben, konnte von den Krieger-

---

[1]) Siehe Rundschreiben des Reichskanzlers vom 18. August 1914 (I A 7531) und 28. September 1914 (I A 8465) an die Bundesregierungen, betreffend die Einwirkung der aus Anlaß des Krieges aus öffentlichen Mitteln gewährten Zuwendungen auf öffentliche Rechte.

[2]) Reichs-Gesetzblatt, Jahrgang 1916, Nr. 14, S. 55 (Nr. 5036).

[3]) Reichs-Gesetzblatt, Jahrgang 1915, Nr. 134, S. 629 (Nr. 4903).

familien die Not abgewendet werden. Zahllose Familien mit größerer Kinderzahl wurden durch die Unterstützung in die Lage versetzt, ohne Zuverdienst der Frau den Haushalt auf dem gleichen Stande zu halten und auch dem Säuglinge genügende Pflege angedeihen zu lassen.

Vom Standpunkte einer planmäßigen Säuglingsfürsorge ist es mit besonderer Freude zu begrüßen, daß auf Anregung des Archivs Deutscher Berufsvormünder das Gesetz vom 4. August 1914 auch die unehelichen Kinder in den Kreis der unterstützungsberechtigten Angehörigen der Kriegsteilnehmer einbezogen hat. Voraussetzung ist lediglich, daß die Verpflichtung als Vater zur Gewährung des Unterhalts festgestellt ist. In den vom Staatssekretär des Innern zusammengestellten Grundsätzen über die Anwendung des Gesetzes vom 28. Februar 1888 in der Fassung vom 4. August 1914 wird ausdrücklich darauf hingewiesen, daß die Feststellung der Verpflichtung außer in der Form der rechtskräftigen Verurteilung, des Anerkenntnisses gemäß § 1718 B.G.B. und des Vergleichs gemäß § 1822 B.G.B. auch durch Briefe an die uneheliche Mutter oder auf andere Weise erfolgen kann. Die Unterstützung kann auch dann gezahlt werden, wenn nachgewiesen wird, daß der Vater des unehelichen Kindes, ohne die Vaterschaft anerkannt zu haben und ohne verurteilt zu sein, freiwillig für den Unterhalt des Kindes regelmäßig gesorgt hat. Einen weiteren empfehlenswerten Weg haben eine Reihe von Unterstützungskommissionen beschritten, indem sie zur Glaubhaftmachung der Vaterschaft mangels anderen Beweismaterials eine eidesstattliche Versicherung der Mündelmutter herbeiführen, in welcher diese erklärt, daß sie in der gesetzlichen Empfängniszeit nur mit dem Mündelvater und sonst mit keinem anderen Manne geschlechtlich verkehrt hat. Wie die praktische Erfahrung lehrte, ist es durch dieses Verfahren gelungen, die Alimentierung der während der Kriegszeit geborenen unehelichen Säuglinge schnell sicherzustellen.

Für das uneheliche Kind ist demnach gesorgt, solange sein Vater Kriegsdienste tut. Dagegen ist in dem Militärhinterbliebenengesetz vom 17. Mai 1907[1]) eine Bestimmung für das uneheliche Kind, dessen Vater gefallen oder im Kriegsdienst gestorben ist, nicht vorgesehen worden. Die Bestimmungen gelten außer für Witwen, Eltern und Großeltern nur für die ehelichen und legitimierten Kinder. Zu diesem Mangel im Gesetz nahm Koehler bereits im Oktober 1914[2]) Stellung: Das uneheliche Kind werde durch den Tod des Vaters im Feldzuge seines gesetzmäßigen Ernährers beraubt. Es sei also angemessen, daß auch dem unehelichen Kinde in solchen Fällen eine Hinterbliebenenrente gewährt würde. Nachdem nun durch das Reichsgesetz vom 4. August 1914 die unehelichen Kinder unter die Angehörigen der Kriegsteilnehmer aufgenommen worden sind, möge diese Auffassung auch bei der Regelung der Versorgung der Hinterbliebenen gefallener Krieger maßgebend sein.

Inzwischen sind zu diesem Gegenstande eine Reihe von Vorschlägen gemacht und teilweise als Eingaben an den Reichstag und Bundesrat gerichtet worden. Die gemachten Vorschläge bewegen sich in den verschiedensten Richtungen. Übereinstimmend wird gefordert, daß eine wirtschaftliche Benach-

---

[1]) Reichs-Gesetzblatt, Jahrgang 1907, Nr. 21, S. 214 (Nr. 3330).
[2]) Zentralblatt für Vormundschaftswesen, Jugendgerichte und Fürsorgeerziehung. VI. Jahrgang 1914/15, Nr. 13/14. Carl Heymanns Verlag, Berlin.

teiligung der unehelichen Kinder verhindert werden muß. Die Meinungsverschiedenheiten drehen sich fast ausschließlich um die Frage, ob bei der Gesetzesänderung das uneheliche Kind dem ehelichen rechtlich gleichgestellt werden soll oder nicht. Dabei ist die Rechtstellung des unehelichen Kindes überhaupt aufs neue lebhaft erörtert worden. Auf dem extremen Standpunkte der rechtlichen Gleichstellung steht Tomforde[1]), indem er die allgemeine Ehelichkeitserklärung der unehelichen Kriegerwaisen fordert. Den gleichen Standpunkt vertritt auch der Deutsche Bund für Mutterschutz (Ortsgruppe Berlin)[2]). Der Bund fordert, die unehelichen Kinder zu den Hinterbliebenen des Militärversorgungsgesetzes zu rechnen und ihnen die Wohltat der Hinterbliebenenfürsorge zuteil werden zu lassen. Gleiche Behandlung ohne rechtliche Gleichstellung fordert in einer Eingabe das Archiv Deutscher Berufsvormünder[3]). In dieser wird beantragt, in den Gesetzen über die Witwen- und Waisenversorgung statt des Wortes „ehelicher oder legitimierter Kinder" zu setzen „Kinder" und in den Verhandlungen klarzulegen, daß damit die unehelichen Kinder, soweit sie eben gesetzlich als Kinder des Betreffenden anzusehen sind, also im Rahmen der Bestimmung über die Kriegsunterstützung berücksichtigt werden sollen". Dagegen fordern die katholischen Frauenorganisationen unter Führung des Katholischen Frauenbundes[4]) in ihrer Eingabe unter allen Umständen Differenzierung ohne wirtschaftliche oder erziehliche Schädigung. Die Leistungen sollen dem unehelichen Kinde nicht als Rente, sondern als Unterstützung zuteil werden und zwar unter Prüfung der Bedürftigkeit und Bewilligung und Auszahlung der Gelder durch die unteren Verwaltungsbehörden. Niestroy[5]) tritt ebenfalls dafür ein, die Unterstützung von der Bedürftigkeit abhängig zu machen, und schlägt für die Dauer derselben eine jährliche Erziehungsbeihilfe bis zu einem bestimmten Höchstbetrag — etwa 150 Mk. — vor. Die Eingabe des Caritasverbandes für das Katholische Deutschland[6]) schließlich stützt sich im wesentlichen auf den Grundsatz, daß das Reich dem unehelichen Kinde statt des gefallenen Vaters die Unterhaltsrente gewähren soll, jedoch nur bis zur Höhe des Waisengeldes eines ehelichen Kindes. Eine Abrechnung dieser Zahlungen auf Ansprüche der Kinder an die Erben des Vaters soll erfolgen. Neuerdings hat sich auch die Deutsche Vereinigung für Säuglingsschutz in ihrer letzten Ausschußsitzung vom 30. Januar 1916 mit der Frage der „Gewährung von Militärhinterbliebenenrenten an die unehelichen Kinder gefallener Kriegsteilnehmer" beschäftigt. Auf Grund eines Referates von Koehler[7]) ist an den Reichstag und Bundesrat eine Eingabe gemacht worden, den § 19 des Militärhinter-

---

[1]) Frankfurter Zeitung, I. Morgenblatt, 29. Dezember 1915.

[2]) Eingabe vom November 1915.

[3]) Zeitschrift für Säuglingsschutz, VII. Jahrgang, Heft 11, November 1915, S. 613. Verlag Georg Stilke, Berlin.

[4]) Zeitschrift für Säuglingsschutz, VIII. Jahrgang, Heft 1, Januar 1916, S. 43.

[5]) Niestroy, Gleichstellung unehelicher Kriegerwaisen mit den ehelichen? Concordia, Zeitschrift der Zentralstelle für Volkswohlfahrt, Berlin. XXII. Jahrgang 1915, Nr. 18.

[6]) Zeitschrift für Säuglingsschutz, VIII. Jahrgang, Heft 3, März 1916, S. 168.

[7]) Koehler, Die Rechtsstellung des unehelichen Kindes und die Gewährung von Militärhinterbliebenenrenten an die unehelichen Kinder gefallener oder infolge des Kriegsdienstes verstorbener Kriegsteilnehmer. Zeitschrift für Säuglingsschutz, VIII. Jahrgang, Heft 4, April 1916.

bliebenengesetzes dahin abzuändern, daß nicht nur die „ehelichen und legitimierten“, sondern auch die „unehelichen und adoptierten“ Kinder Anspruch auf Waisenrente erhalten, sofern die Unterhaltspflicht des Vaters festgestellt wird.

Im übrigen ist zu bemerken, daß die Reichsregierung sich mit der erweiterten Reichstagskommission bereits im April 1915 dahin geeinigt hat, daß die unehelichen Kinder bei der Änderung des Militärhinterbliebenengesetzes dieselbe Kriegswaisenrente wie die ehelichen erhalten sollen, sofern die Unterhaltspflicht des Vaters festgestellt wird. Sie hat zugesagt, daß diese Gesetzesänderung in der ersten Friedenssitzung des Reichstages behandelt werden soll, daß aber bis dahin die unehelichen Kinder eine freiwillige ausreichende Unterstützung erhalten sollen.

Zunächst ist ja wohl also für die unehelichen Kinder gesorgt. Ganz klar scheint allerdings die Sachlage nicht zu sein. Daher hat sich auch das Archiv Deutscher Berufsvormünder veranlaßt gesehen, erneut darauf hinzuweisen, daß nach § 10 Abs. 5 des Familienunterstützungsgesetzes auch das uneheliche Kind Anspruch auf Unterstützung bis zum Friedensschlusse hat, wenn der leibliche Vater im Kriegsdienst verstirbt oder vermißt wird[1]). Nun ist ja wohl diese Bestimmung ursprünglich zugunsten der ehelichen Kinder getroffen worden. Allerdings muß sie wohl jetzt eo ipso auf das uneheliche Kind ausgedehnt werden, nachdem dasselbe in den Kreis der Unterstützungsberechtigten einbezogen worden ist.

Diese noch bestehende Unklarheit in der Auslegung des Gesetzes war wohl auch die Veranlassung, daß einzelne Bundesstaaten einmalige Unterstützungen unehelicher Kinder verstorbener Kriegsteilnehmer vorgesehen haben. Das Königlich Sächsische Finanzministerium gibt darüber unter dem 12. Mai 1915 folgendes bekannt:

„Den unehelichen Kindern von im Kriege oder an den Folgen des Krieges verstorbenen Angehörigen der Unterklassen des Soldatenstandes und der Heeresverwaltung, denen auf Grund des Gesetzes vom $\frac{\text{28. Februar 1888}}{\text{4. August 1914}}$ betreffend die Unterstützung von Familienangehörigen (Reichs-Gesetzblatt 1888, S. 59; 1914, S. 332), zu Lebzeiten ihrer Väter eine Fürsorge zugesprochen war, können nach deren Tode im Bedürfnisfalle nach Ablauf des im § 10, Abs. 1 des angezogenen Gesetzes genannten Zeitpunktes vom Kriegsministerium einmalige Unterstützungen bewilligt werden. Für die Zubilligung dieser Unterstützungen und ihre Höchstbeträge sind die §§ 19 und 21 des Militärhinterbliebenengesetzes vom 17. Mai 1907 (Reichs-Gesetzblatt S. 214) maßgebend.“

Über die nähere Gestaltung dieser einmaligen Unterstützung in Preußen ist dem Archiv Deutscher Berufsvormünder neuerdings eine Auskunft vom Preußischen Kriegsministerium zugegangen. Die Hauptpunkte der Zuschrift sind [2]):

„Anträge auf Bewilligungen einmaliger Zuwendungen für uneheliche Kinder gefallener Kriegsteilnehmer sind unter Beifügung geeigneter Unterlagen an die stellvertretende Intendantur zu richten, zu deren Geschäftsbereich der Truppenteil des in Betracht kommenden Kindesvaters gehörte.

Der Wohnort oder die Staatsangehörigkeit innerhalb Deutschlands ist hierbei nicht von Bedeutung. Handelt es sich z. B. um ein in Bayern wohnhaftes uneheliches Kind und

---

[1]) Der Absatz lautet: „Wenn der in den Dienst Eingetretene vor seiner Rückkehr verstirbt oder vermißt wird, so werden die Unterstützungen solange gewährt, bis die Formation, welcher er angehörte, auf den Friedensfuß zurückgeführt oder aufgelöst wird.“

[2]) Zentralblatt für Vormundschaftswesen, Jugendgerichte und Fürsorgeerziehung. VII. Jahrgang 1915/16, Nr. 19, S. 223. Carl Heymanns Verlag, Berlin.

war der Kindesvater Angehöriger einer preußischen Truppe, so ist die für diesen Truppenteil in Betracht kommende Intendantur in Preußen zuständig.

Die einmalige Zuwendung darf den Höchstsatz von 225 Mk. für die Vollwaise und 150 Mk. für die Halbwaise nicht übersteigen. Bei der Bemessung der Zuwendung ist zu berücksichtigen, in welcher Höhe für das uneheliche Kind Familienunterstützung gezahlt wird.

Neben Bedürftigkeit ist für die Gewährung einer Zuwendung Voraussetzung, daß die Unterhaltspflicht des Kindesvaters feststeht und er auch dieser Unterhaltspflicht tatsächlich nachgekommen ist oder — bei nachgeborenen Kindern — daß die Vaterschaft des angegebenen Kindesvaters glaubhaft nachgewiesen werden kann."

Das Archiv macht bei dieser Mitteilung darauf aufmerksam, daß der Kreis der Kinder, denen diese Zuwendungen zuteil werden können, bedeutend eingeengt ist gegenüber dem Kreis derjenigen, die die Kriegsunterstützung beziehen, da das Erfordernis aufgestellt worden ist, daß der Vater seiner Unterhaltspflicht tatsächlich nachgekommen sei. Im Königreich Sachsen wird der Nachweis erfreulicherweise nicht gefordert. Das Archiv Deutscher Berufsvormünder empfiehlt daher durch die Presse[1]) den Vormündern und Pflegeeltern unehelicher Kinder, bei der Nachsuchung um einmalige Unterstützungen die allergrößte Vorsicht walten zu lassen. Dem unehelichen Kinde steht bis nach Friedensschluß die volle Kriegsunterstützung zu, und diesen Anspruch dürfen die Vertreter des unehelichen Kindes auf keinen Fall aufgeben, auch wenn vom Kriegsministerium die oben erwähnte freiwillige Unterstützung gewährt wurde.

Eine besondere Hilfe, die auch den Säuglingen zugute kommen dürfte, stellt auch die „Nationalstiftung für die Hinterbliebenen der im Kriege Gefallenen" dar. Sie erstreckt ihre Wirksamkeit über das ganze Gebiet des Deutschen Reiches und bezweckt, den hilfsbedürftigen Hinterbliebenen der im gegenwärtigen Kriege Gefallenen (Witwen und Waisen, denen ein gesetzlicher Anspruch auf Kriegsversorgung zusteht oder die Kriegsversorgung vor der Todeserklärung eines Verschollenen zugebilligt ist) ohne Unterschied des Standes, der Partei und des Glaubens, soweit dies in Ergänzung der vom Reich zu erwartenden Fürsorge erforderlich erscheint, Unterstützung zu gewähren und zwar:

a) den Witwen insbesondere durch Barunterstützung, Arbeitsbeschaffung oder sonstige Förderung zur Erlangung von Erwerbstätigkeit,

b) den Waisen insbesondere durch bare Erziehungsgelder, Unterbringung in Familienpflege, Waisenhäusern oder anderen geeigneten Anstalten, sowie durch Förderung der Ausbildung zur Erwerbstätigkeit.

Es soll dabei in erster Linie angestrebt werden, die Kriegerwitwen in den Stand zu setzen, möglichst aus eigener Kraft ihren Hausstand weiterzuführen und ihre Kinder so zu erziehen und ausbilden zu lassen, daß auch diese dereinst in einer ihren Fähigkeiten angepaßten Tätigkeit sich selbst ihren Lebensunterhalt und eine der sozialen Stellung ihres Vaters möglichst entsprechende Lebensstellung erwerben können. Daneben können, soweit die bereiten Mittel es gestatten, unter bestimmten Voraussetzungen auch Verwandte in aufsteigender Linie, sowie nichtkriegsversorgungsberechtigte Witwen und Waisen unterstützt werden.

Die weiteren Maßnahmen zur Abwendung der durch die Kriegslage verursachten Schäden betrafen vornehmlich die Notlage der Erwerbslosen. Der Staatssekretär des Innern richtete im August 1914 an sämtliche Bundesstaaten

---

[1]) Vergl. Frankfurter Zeitung, 2. Morgenblatt, 20. Jan. 1916.

das Ersuchen, den Gemeinden eine Unterstützung der Arbeitslosen nach dem
Vorgang der Stadt Berlin anzuempfehlen. Weiterhin ermächtigte» auch das
Reichsversicherungsamt die Landesversicherungsanstalten, einen Teil ihres Vermögens für Arbeitslosenunterstützung bereitzustellen. Und zwar sollten sie
5 v. H. ihres Vermögens für die gesamten Zwecke der Kriegsfürsorge aufwenden
dürfen, was einem Höchstbetrage von etwa 100 Millionen Mark gleichkommt.
Außerdem sollten die Landesversicherungsanstalten noch in der Lage sein,
150—200 Millionen Mark durch Lombardierung ihrer Wertpapiere flüssig zu
machen.

Das Reich hat bisher einen Betrag von 400 Millionen Mark für Kriegswohlfahrtszwecke bereitgestellt. Diese 400 Millionen Mark sind dazu bestimmt,
neben der Gewährung von Wochenhilfe während des Krieges zur Unterstützung
von Gemeinden oder gemeindlichen Verbänden auf dem Gebiete der Kriegswohlfahrtspflege zu dienen, und zwar erstreckt sich die beschlossene Unterstützung der Gemeinden hauptsächlich auf Verwendung für die Erwerbslosenfürsorge wie auf die Unterstützung von Kriegerfamilien. Nach den
Bundesratsbestimmungen über diese den Gemeinden bereitgestellten Reichsmitteln vom 17. Dezember 1914[1]) ist von einer besonderen Einteilung
des Gesamtbetrages auf die verschiedenen Zweige der Kriegswohlfahrtspflege abgesehen, doch ist die Gewährung der Zuschüsse zu den Leistungen
der Gemeinden für Arbeitslosenunterstützung von bestimmten Bedingungen
abhängig gemacht worden. Diese Bedingungen wirken auf eine einheitlichere
Gestaltung der gemeindlichen Erwerbslosenfürsorge hin. Denn obschon die
Regelung der Voraussetzungen, der Höhe und der Art der Fürsorge (ob Bar-
oder Naturalunterstützung) dem Ermessen der Gemeinden überlassen worden
ist, wird gefordert, daß die Arbeitslosenunterstützung der Gemeinden nur
arbeitsfähigen und arbeitswilligen, durch den Krieg beschäftigungslosen Orts-
einwohnern zugute kommt, daß aber bei der Beurteilung der Bedürftigkeit
kleinerer Besitz nicht in Betracht gezogen werden darf und daß vor allem be-
stimmte sonstige Unterstützungen (worunter insbesondere gewerkschaftliche
Unterstützungen fallen) höchstens zur Hälfte auf die gemeindliche Unterstützung
anzurechnen sind. Die Arbeitslosenunterstützungen dürfen überdies nicht den
Rechtscharakter der Armenpflege erhalten. Die mit Beginn des Jahres 1915
eingetretene Reichshilfe für gemeindliche Arbeitslosenfürsorge wurde seitens
der Bundesstaaten weiterhin ergänzt, ferner auch seitens der Landesversicherungsanstalten, die bedeutende Mittel für Kriegswohlfahrtszwecke bereitstellten.
Durch diese Maßnahmen ist — wie das Reichs-Arbeitsblatt[2]) sagt — eine Zunahme der Zahl der Gemeinden, die sich zur Einrichtung einer besonderen
Arbeitslosenunterstützung während des Krieges entschlossen hatten, unzweifel-
haft eingetreten, und die Gesamtzahl der Gemeinden, die Erwerbslosenunterstützung zahlen, ist an sich ziemlich ansehnlich. Nach den Umfragen, die
von der Generalkommission der Gewerkschaften Deutschlands[3]) veranstaltet

---

[1]) Zentralblatt für das Deutsche Reich. 1914, Nr. 65, S. 619.

[2]) Die Regelung des Arbeitsmarkts, die Erhaltung und Beschaffung von Arbeitsgelegenheit und die öffentliche Arbeitslosenunterstützung während des Krieges. Reichs-
Arbeitsblatt. 13. Jahrgang, Nr. 2 u. 4, Februar und April 1915.

[3]) Die Fortentwicklung der öffentlichen Arbeitslosenfürsorge in Deutschland.
Die Arbeitslosenfürsorge der Gemeinden. Correspondenzblatt der Generalkommission der
Gewerkschaften Deutschlands. 24. Jahrgang, Nr. 52. 25. Jahrgang, Nr. 12. Berlin.

worden sind, wurden für Ende Januar 1915 531 Gemeinden ermittelt, die Arbeitslosenunterstützung zahlen oder zu zahlen beschlossen haben, gegenüber nur 301 Gemeinden, die bei der ersten Umfrage Ende September 1914 festgestellt wurden. Die Erhebung erstreckte sich im ganzen auf 846 Gemeinden (= 23 v. H. der Gemeinden mit mehr als 2000 Einwohnern) und stellte für 299 oder 35 von je 100 der von der Erhebung erfaßten Gemeinden fest, daß sie eine grundsätzliche Gewährung von Arbeitslosenunterstützung abgelehnt haben bzw. — in 18 von den 299 Fällen — eine in den ersten Kriegsmonaten eingeführte Unterstützung wieder aufgehoben haben. Im Vergleich zu dieser Gesamtzahl der im Reiche vorhandenen, nicht rein ländlichen Gemeinden sind nur 14,2 v. H. an Gemeinden Ende Januar 1915 ermittelt, die eine Erwerbslosenunterstützung während des Krieges eingerichtet haben. Weit beträchtlicher ist allerdings der Anteil innerhalb der Zahl der größeren Gemeinden, insbesondere innerhalb der 48 Großstädte: von den bei der Volkszählung 1910 festgestellten Großstädten gewähren 34 oder 70 v. H. Arbeitslosenunterstützung. Doch findet sich danach noch immerhin eine Anzahl von Großstädten, die Arbeitslosenunterstützung während des Krieges nicht eingerichtet haben.

War somit für diejenigen Schichten, die beim Ausbruch des Krieges in erster Linie getroffen worden waren — die Kriegerfamilien und die durch den Krieg arbeitslos gewordenen Familien — schnell und in durchaus befriedigender Weise gesorgt worden, so blieb doch unter diesen noch ein Kreis von Personen, die durch die Kriegsschäden empfindlicher als andere getroffen werden mußten, nämlich die Wöchnerinnen. Ihren Bedürfnissen war erst kurze Zeit vor Ausbruch des Krieges durch die neue Reichsversicherungsordnung Rechnung getragen worden. Die Reichsversicherungsordnung, die am 1. Januar 1914 in Kraft trat, hatte die Leistungen der Krankenkassen für Geburt, Wochenbett- und Stillzeit, wenn auch nicht wunschlos geregelt, so doch gegen früher erheblich erweitert, vornehmlich aber eine große Zahl von Weiblichen, die früher nicht versicherungspflichtig waren, in die Zwangsversicherung eingereiht. Neu hinzugetreten waren vor allem auch die Hausgewerbetreibenden und Heimarbeiter, die im Wandergewerbe Beschäftigten und die unständig Beschäftigten. Dieser Gewinn wurde aber durch das Notgesetz vom 4. August 1914, betreffend Sicherung der Leistungsfähigkeit der Krankenkassen[1]) wieder aufgehoben, indem die Heimarbeiterinnen und Hausgewerbetreibenden, die Selbstversicherten von der Krankenversicherung und natürlich auch von den Wochenhilfsleistungen ausgeschlossen wurden. Ihre Zahl wurde durch die einsetzende Arbeitslosigkeit, durch die ja auch die freiwillige Weiterversicherung vereitelt wurde, in erheblicher Weise gesteigert. Wenn auch in einer Reihe von Gemeinden auf Grund des § 3 des Reichsgesetzes vom 4. August 1914 von der Möglichkeit der Weiterführung der Hausgewerbetreibenden in den Kassen Gebrauch gemacht worden ist — nach einer Erhebung des Reichsamts des Innern[2]) ist dies in 121 Fällen geschehen — ist doch für die Mehrzahl, für Tausende von Frauen in bedrängter Lage in den ersten Kriegsmonaten eine unvorhergesehene Notlage geschaffen worden, die nicht ohne Rückwirkung auf die Lebensaussichten der Neugeborenen geblieben sein kann, die vielmehr zweifellos zur Steigerung

---

[1]) Reichs-Gesetzblatt, Jahrgang 1914, Nr. 53, S. 337 (Nr. 4443).

[2]) Soziale Praxis und Archiv für Volkswohlfahrt. 24. Jahrgang, 17. Dezember 1914. Sp. 284. Verlag Duncker u. Humblot, München-Leipzig.

der Säuglingssterblichkeit im August und September beigetragen hat. Eine Abstellung dieser Notlage trat — natürlich abgesehen von den Leistungen der Gemeinden, Hebammen, Vereine und Privaten — erst ein, als am 3. Dezember 1914 die Reichswochenhilfe eingeführt wurde.

Die Reichswochenhilfe ist, vom Standpunkt der Mutter- und Säuglingsfürsorge, sowie vom Standpunkt der Volkswohlfahrt überhaupt zweifellos die größte soziale Tat in diesem Kriege. Es geschieht hier zum ersten Male, daß sich das Reich durch eine direkte Maßnahme praktisch an der Mutter- und Säuglingsfürsorge beteiligt. Durch die Bundesratsverordnung vom 3. Dezember 1914[1]) wird an Frauen von Kriegsteilnehmern, die vor Eintritt in den Kriegsdienst auf Grund der Reichsversicherungsordnung oder bei einer knappschaftlichen Krankenkasse in den vorangegangenen 12 Monaten mindestens 26 Wochen oder unmittelbar vorher mindestens 6 Wochen gegen Krankheit versichert waren, aus Reichsmitteln eine Wochenhilfe gewährt. Diese Reichswochenhilfe besteht aus: Entbindungsgeld von 25 Mk., Wochengeld von 1 Mk. täglich (einschließlich der Sonn- und Feiertage) für 8 Wochen, Stillgeld von $\frac{1}{2}$ Mk. täglich bis zum Ablauf der 12. Woche nach der Niederkunft und gegebenenfalls Schwangerengeld von 10 Mk., falls Hebammendienste und ärztliche Behandlung in der Schwangerschaft erforderlich sind.

Die Bundesratsverordnung lautet wie folgt:

Bekanntmachung, betreffend Wochenhilfe während des Krieges. Vom 3. Dezember 1914.

Der Bundesrat hat auf Grund des § 3 des Gesetzes über die Ermächtigung des Bundesrats zu wirtschaftlichen Maßnahmen usw. vom 4. August 1914 (Reichs-Gesetzbl. S. 327) folgende Verordnung erlassen:

§ 1

Wöchnerinnen wird während der Dauer des gegenwärtigen Krieges aus Mitteln des Reichs eine Wochenhilfe gewährt, wenn ihre Ehemänner

1. in diesem Kriege dem Reiche Kriegs-, Sanitäts- oder ähnliche Dienste leisten oder an deren Weiterleistung oder an der Wiederaufnahme einer Erwerbstätigkeit durch Tod, Verwundung, Erkrankung oder Gefangennahme verhindert sind und

2. vor Eintritt in diese Dienste auf Grund der Reichsversicherungsordnung oder bei einer knappschaftlichen Krankenkasse in den vorangegangenen 12 Monaten mindestens 26 Wochen oder unmittelbar vorher mindestens 6 Wochen gegen Krankheit versichert waren.

§ 2

Die Wochenhilfe wird durch die Orts-, Land-, Betriebs-, Innungskrankenkasse, knappschaftliche Krankenkasse oder Ersatzkasse geleistet, welcher der Ehemann angehört oder zuletzt angehört hat. Ist die Wöchnerin selbst bei einer anderen Kasse der bezeichneten Art versichert, so leistet diese die Wochenhilfe; sie hat davon der Kasse des Ehemannes sofort nach Beginn der Unterstützung Mitteilung zu machen.

§ 3

Als Wochenhilfe wird gewährt:

1. Ein einmaliger Beitrag zu den Kosten der Entbindung in Höhe von fünfundzwanzig Mark,

2. ein Wochengeld von einer Mark täglich, einschließlich der Sonn- und Feiertage, für acht Wochen, von denen mindestens sechs in die Zeit nach der Niederkunft fallen müssen,

3. eine Beihilfe bis zum Betrage von zehn Mark für Hebammendienste und ärztliche Behandlung, falls solche bei Schwangerschaftbeschwerden erforderlich werden,

[1]) Reichs-Gesetzblatt, Jahrgang 1914, Nr. 106, S. 492 (Nr. 4561).

4. für Wöchnerinnen, solange sie ihre Neugeborenen stillen, ein Stillgeld in Höhe von einer halben Mark täglich, einschließlich der Sonn- und Feiertage, bis zum Ablauf der zwölften Woche nach der Niederkunft.

§ 4

Die Vorstände der Kassen (§ 2) können beschließen, statt der baren Beihilfen nach § 3 Nr. 1 und 3 freie Behandlung durch Hebamme und Arzt sowie die erforderliche Arznei bei der Niederkunft und bei Schwangerschaftsbeschwerden zu gewähren.

Ein solcher Beschluß kann nur allgemein für alle Wöchnerinnen gefaßt werden, denen die Kasse auf Grund dieser Vorschriften Wochenhilfe zu leisten hat.

Bei Wöchnerinnen, denen die Kasse diese Behandlung bei der Niederkunft und bei Schwangerschaftsbeschwerden schon auf Grund ihrer Satzung als Mehrleistung nach der Reichsversicherungsordnung zu gewähren hat, bewendet es dabei in allen Fällen.

§ 5

Das Wochengeld für diejenigen der im § 1 bezeichneten Wöchnerinnen, welche darauf gegen die Kasse einen Anspruch nach § 195 der Reichsversicherungsordnung haben, hat die Kasse selbst zu tragen.

Die übrigen Leistungen werden ihr durch das Reich erstattet. Dabei ist für Aufwendungen, welche die Kasse nach § 4 gemacht hat, in jedem Einzelfalle als einmaliger Beitrag zu den Kosten der Entbindung (§ 3 Nr. 1) der Betrag von fünfundzwanzig Mark und als Beihilfe für Hebammendienste und ärztliche Behandlung bei Schwangerschaftsbeschwerden (§ 3 Nr. 3) der Betrag von zehn Mark zu ersetzen.

Die Kasse hat die verauslagten Beträge dem Versicherungsamte nachzuweisen; dieses hat das Recht der Beanstandung; das Oberversicherungsamt oder knappschaftliche Schiedsgericht entscheidet darüber endgültig.

Das Nähere über die Nachweisung, Verrechnung und Zahlung bestimmt der Reichskanzler.

§ 6

Einer Satzungsänderung auf Grund dieser Vorschriften bedarf es für die Kassen nicht.

§ 7

Für das Verfahren bei Streit zwischen den Empfangsberechtigten und den Kassen über diese Leistungen gelten die Vorschriften der Reichsversicherungsordnung über das Verfahren bei Streitigkeiten aus der Krankenversicherung; jedoch entscheidet das Oberversicherungsamt oder knappschaftliche Schiedsgericht endgültig.

Für die Leistungen nach §§ 3, 4 und den Anspruch darauf gelten die §§ 118, 119, 210, 223 der Reichsversicherungsordnung entsprechend.

§ 8

Gegen Krankheit versicherten Wöchnerinnen, die Anspruch auf Wochengeld nach § 195 der Reichsversicherungsordnung, nicht aber auf Wochenhilfe nach § 1 haben, hat ihre Kasse, auch wenn die Satzung solche Mehrleistungen nicht vorsieht, während der Dauer des Krieges die im § 3, Nr. 1, 3 und 4 bezeichneten Leistungen aus eigenen Mitteln zu gewähren.

§ 4 gilt entsprechend.

§ 9

Die Versicherungsanstalten haben den Kassen, die in ihrem Bezirke den Sitz haben und mindestens 4 1/2 v. H. des Grundlohns als Beiträge erheben, auf Antrag Darlehen zur Deckung der durch die Vorschrift des § 8 erwachsenden Kosten zu gewähren.

Sofern die Versicherungsanstalt und die Kasse nichts anderes vereinbaren, richtet sich die Höhe der Darlehen nach den bis zum Antrag und demnächst von Vierteljahr zu Vierteljahr der Kasse erwachsenden Kosten dieser Art.

Die Darlehen sind mit 3 v. H. zu verzinsen und nach zehn Jahren zurückzuzahlen. Eine frühere Rückzahlung steht den Kassen frei.

Für Kassen, deren Mitglieder gegen Invalidität überwiegend bei einer Sonderanstalt versichert sind, tritt diese an Stelle der Versicherungsanstalt.

§ 10.

Diese Vorschriften treten mit ihrer Verkündung in Kraft. Wöchnerinnen, die vor diesem Tage entbunden sind, erhalten diejenigen Leistungen, welche ihnen von diesem Tage an zustehen würden, wenn diese Vorschriften bereits früher in Kraft getreten wären.

Der Bundesrat behält sich vor, den Zeitpunkt des Außerkrafttretens zu bestimmen.

Berlin, den 3. Dezember 1914.

Der Stellvertreter des Reichskanzlers
Delbrück.

Durch eine weitere Bekanntmachung vom 28. Januar 1915[1]) wurden die Ehefrauen der zur Schiffsbesatzung deutscher Seefahrzeuge gehörigen Männer in den Kreis der Anspruchsberechtigten einbezogen.

Die Bundesratsverordnung vom 3. Dezember 1914 sah Einschränkungen vor, die in dreifacher Beziehung als Lücken und Benachteiligungen empfunden worden sind:

1. Die Beschränkung der Leistungen auf die Krankenkassenangehörigkeit von bestimmter Dauer hatte die Ausschließung der Frauen zur Folge, die die Bestimmungen nicht vollständig erfüllen konnten, sowie der Frauen der kleinen Gewerbetreibenden und aller derer, die infolge ihres relativ hohen Friedenseinkommens nicht versicherungspflichtig waren;

2. war den selbstversicherten Wöchnerinnen, die nicht Kriegerfrauen waren und unter die auch alle Unehelichen fallen, die Mehrleistung gegenüber der Leistung der Krankenkassen nicht zugesprochen worden;

3. die Bundesratsverordnung hatte keine rückwirkende Kraft.

Den Wünschen zur Beseitigung dieser Lücken und Benachteiligungen der Bundesratsverordnung vom 3. Dezember 1914 wurde durch die Bekanntmachung vom 23. April 1915[2]) Rechnung getragen. Danach ist die Krankenkassenangehörigkeit nicht mehr die Voraussetzung für die Gewährung der Wochenhilfe. Anspruch auf Wochenhilfe erhalten nunmehr auch die Ehefrauen von Kriegsteilnehmern, wenn sie minderbemittelt sind. Als minderbemittelt gelten sie, wenn sie Familienunterstützung beziehen, ferner wenn das Jahresgesamteinkommen vor dem Diensteintritt 2500 Mk. nicht überstiegen hat, oder wenn das der Ehefrau verbliebene Einkommen höchstens 1500 Mk. und für jedes schon vorhandene Kind unter 15 Jahren höchstens weitere 250 Mk. beträgt. Ferner wird die Wochenhilfe auch auf die Unehelichen ausgedehnt: sie ist zu leisten, wenn das uneheliche Kind eines Kriegsteilnehmers auf Grund des Familienunterstützungsgesetzes unterstützt wird. Schließlich erhält die Reichswochenhilfe insofern rückwirkende Kraft, als für Entbindungsfälle während des Krieges unter den in der Bundesratsverordnung enthaltenen Voraussetzungen eine einmalige Unterstützung von höchstens 50 Mk. zugebilligt werden kann, wenn die Wöchnerin sich infolge der Ausgaben für das Wochenbett und die Ernährung und Pflege des Säuglings in bedrängter Lage befindet.

Diese Verordnung lautet wie folgt:

---

[1]) Reichs-Gesetzblatt, Jahrgang 1915, Nr. 11. S. 49 (Nr. 4625).
[2]) Reichs-Gesetzblatt, Jahrgang 1915, Nr. 53, S. 257. (Nr. 4721.)

Bekanntmachung, betreffend Ausdehnung der Wochenhilfe während des Krieges. Vom 23. April 1915.

Der Bundesrat hat auf Grund des § 3 des Gesetzes über die Ermächtigung des Bundesrats zu wirtschaftlichen Maßnahmen usw. vom 4. August 1914 (Reichs-Gesetzbl. S. 327) folgende Verordnung erlassen:

I.

§ 1

Wöchnerinnen, die nicht schon auf Grund der Bekanntmachungen vom 3. Dezember 1914 (Reichs-Gesetzbl. S. 492) und 28. Januar 1915 (Reichs-Gesetzbl. S. 49) Anspruch auf Wochenhilfe aus Mitteln des Reichs haben, wird eine solche während der weiteren Dauer des gegenwärtigen Krieges gewährt, wenn

1. ihre Ehemänner in diesem Kriege dem Reiche Kriegs-, Sanitäts-, oder ähnliche Dienste leisten oder an deren Weiterleistung oder an der Wiederaufnahme einer Erwerbstätigkeit durch Tod, Verwundung, Erkrankung oder Gefangennahme verhindert sind, und
2. sie minderbemittelt im Sinne des § 2 sind.

§ 2

Wöchnerinnen gelten als minderbemittelt, wenn sie auf Grund des Gesetzes vom 28. Feburar 1888 in der Fassung des Gesetzes vom 4. August 1914 (Reichs-Gesetzbl. 1888, S. 59, 1914, S. 332) unterstützt werden.

Sofern nicht Tatsachen die Annahme rechtfertigen, daß eine Beihilfe nicht benötigt wird, gilt eine Wöchnerin ferner als minderbemittelt, wenn

1. ihres Ehemannes und ihr Gesamteinkommen in dem Jahre oder Steuerjahre vor dem Diensteintritt (§ 1) den Betrag von zweitausendfünfhundert Mark nicht überstiegen hat, oder
2. das ihr nach dem Eintritt des Ehemannes verbliebene Gesamteinkommen höchstens fünfzehnhundert Mark und für jedes schon vorhandene Kind unter fünfzehn Jahren höchstens weitere zweihundertfünfzig Mark beträgt.

§ 3

Die Wochenhilfe ist auch für das uneheliche Kind eines Kriegsteilnehmers der im § 1 bezeichneten Art zu leisten, wenn es auf Grund des § 2 Abs. 1c des Gesetzes vom 28. Februar 1888 in der Fassung des Gesetzes vom 4. August 1914 (Reichs-Gesetzbl. 1888, S. 59, 1914, S. 332) unterstützt wird.

§ 4

Als Wochenhilfe wird gewährt:

1. ein einmaliger Beitrag zu den Kosten der Entbindung in Höhe von fünfundzwanzig Mark,
2. ein Wochengeld von einer Mark täglich, einschließlich der Sonn- und Feiertage, für acht Wochen, von denen mindestens sechs in die Zeit nach der Niederkunft fallen müssen,
3. eine Beihilfe bis zum Betrage von zehn Mark für Hebammendienste und ärztliche Behandlung, falls solche bei Schwangerschaftsbeschwerden erforderlich werden,
4. für Wöchnerinnen, solange sie ihre Neugeborenen stillen, ein Stillgeld in Höhe von einer halben Mark täglich, einschließlich der Sonn- und Feiertage, bis zum Ablauf der zwölften Woche nach der Niederkunft.

§ 5

Für die Leistungen der Wochenhilfe gelten die §§ 118, 119, 223 der Reichsversicherungsordnung entsprechend.

§ 6

Gehört die Wöchnerin einer Krankenkasse (Orts-, Land-, Betriebs-, Innungs-, knappschaftlichen Krankenkasse oder Ersatzkasse) an, so ist der Antrag auf Gewährung einer Wochenhilfe nach § 1 oder § 3 bei dieser Kasse zu stellen. Er ist beim Arbeitgeber der Wöchnerin zu stellen, wenn sie auf Grund des § 418 oder des § 435 der Reichsversicherungsordnung von der Versicherung befreit ist.

Gehört die Wöchnerin zur Schiffsbesatzung deutscher Seefahrzeuge, so ist der Antrag bei der See-Berufsgenossenschaft in Hamburg zu stellen.

§ 7

Krankenkasse, See-Berufsgenossenschaft und Arbeitgeber haben den Antrag unverzüglich an diejenige Kommission des Lieferungsverbandes (§ 6 des Gesetzes vom 28. Februar 1888) weiterzureichen, in deren Bezirk der gewöhnliche Aufenthaltsort der Wöchnerin liegt.

Sie haben sich gleichzeitig darüber zu äußern, ob gegen sie der Wöchnerin ein Anspruch auf Wochenhilfe nach § 8 der Bekanntmachung vom 3. Dezember 1914 (Reichs-Gesetzbl. S. 492) oder nach § 6 oder § 8 der Bekanntmachung vom 28. Januar 1915 (Reichs-Gesetzbl. S. 49) zusteht.

§ 8

Wer nach diesen Vorschriften (§ 7, Abs. 2) Wochenhilfe gewähren muß, kann den Antrag auch selbst stellen, falls die Wöchnerin seiner Aufforderung, ihn zu stellen, nicht binnen zwei Wochen entspricht.

§ 9

In allen anderen als den im § 6 bezeichneten Fällen ist der Antrag unmittelbar bei der Kommission des Lieferungsverbandes zu stellen.

Der Antrag muß die ausdrückliche Erklärung enthalten, daß die Wöchnerin keiner Krankenkasse (§ 6, Abs. 1) angehört, und, wenn sie Dienstbote oder landwirtschaftliche Arbeiterin ist, auch, daß sie nicht zu den nach § 418 oder § 435 der Reichsversicherungsordnung Befreiten gehört.

§ 10

Für die Kommission gelten § 6, Abs. 2, § 8 des Gesetzes vom 28. Februar 1888 auch hier, jedoch kann der Vorsitzende allein entscheiden, wenn die Wöchnerin oder das Kind (§ 3) schon nach dem genannten Gesetz unterstützt wird.

Die Steuerbehörden haben der Kommission auf Erfordern Auskunft über die Verhältnisse der Wöchnerin und ihres Ehemannes zu erteilen.

§ 11

Die Kommission oder ihr Vorsitzender (§ 10, Abs. 1) entscheidet endgültig durch schriftlichen Bescheid; bei Ablehnung des Antrags sind die Gründe mitzuteilen.

War der Antrag durch die Krankenkasse einzureichen, so ist der Bescheid ihr abschriftlich mitzuteilen oder durch sie der Wöchnerin auszuhändigen. Das gleiche gilt entsprechend für Arbeitgeber und See-Berufsgenossenschaft.

§ 12

Wer nach den im § 7, Abs. 2 bezeichneten Vorschriften Wochenhilfe leisten muß, hat sie weiter zu gewähren, auch wenn dem Antrag stattgegeben wird.

Bleiben diese Leistungen hinter dem Maße des § 4 zurück, so hat der Verpflichtete (Abs. 1) sie darauf zu erhöhen.

§ 4 der Bekanntmachung vom 3. Dezember 1914 gilt entsprechend, ebenso § 210 der Reichsversicherungsordnung.

§ 13

Im übrigen wird die Wochenhilfe durch die Stellen ausgezahlt, welche die Unterstützungen nach dem Gesetze vom 28. Februar 1888 zu zahlen haben. Die Zahlung der Wochenhilfe kann mit der Zahlung der Unterstützung, wo solche gewährt wird, verbunden werden: sonst geschieht sie mit Ablauf jeder Woche.

§ 14

Die Lieferungsverbände haben den Krankenkassen, den Arbeitgebern und der See-Berufsgenossenschaft die Aufwendung an Wochenhilfe zu erstatten, welche diese nach dem Inkrafttreten dieser Bekanntmachung den danach Berechtigten gemäß § 12 leisten, Wochengeld jedoch nur, soweit es die satzungsmässige Höhe übersteigt.

Für Sachleistungen gemäß § 12, Abs. 3 ist in jedem Einzelfall als einmaliger Beitrag zu den Kosten der Entbindung (§ 4, Nr. 1) der Betrag von fünfundzwanzig Mark und als Beihilfe für Hebammendienste und ärztliche Behandlung bei Schwangerschaftsbeschwerden (§ 4, Nr. 3) der Betrag von zehn Mark zu erstatten.

§ 15

Die Gemeindebehörden haben die Kommissionen der Lieferungsverbände auf deren Verlangen bei der für Gewährung des Stillgeldes nötigen Überwachung zu unterstützen.

II.

§ 16

Für Entbindungsfälle während des Krieges, in denen die Wochenhilfe aus Reichsmitteln nur deshalb nicht oder nur teilweise gewährt wird, weil diese Bekanntmachung oder diejenigen vom 3. Dezember 1914 oder 28. Januar 1915 nicht schon seit Kriegsbeginn in Kraft sind, kann die Kommission auf Antrag eine einmalige Unterstützung zubilligen.

§ 17

Diese Unterstützung darf höchstens fünfzig Mark und in keinem Falle mehr betragen, als der Ausfall an Wochenhilfe, der dabei infolge des späteren Inkrafttretens der Bekanntmachungen entstanden ist.

§ 18

Voraussetzung für die Zubilligung dieser Unterstützung ist, daß die Wöchnerin sich infolge der für das Wochenbett oder die Ernährung und Pflege des Säuglings erforderlich gewordenen und ihr nicht schon anderweit aus Gemeinde- oder sonstigen öffentlichen Mitteln ersetzten Aufwendungen in bedrängter Lage befindet.

Dies ist namentlich dann anzunehmen, wenn die Wöchnerin noch die Kosten für die Hilfe des Arztes oder der Hebamme, für Arzneien und Stärkungsmittel oder für Ernährung des Säuglings schuldet.

§ 19

Für den Antrag auf diese Unterstützung gelten die §§ 6, 7, 9 entsprechend. Bei der Weiterreichung des Antrags (§ 7) sind die Bezüge an Wochenhilfe anzugeben, die der Wöchnerin satzungsgemäß bereits geleistet worden und noch zu leisten sind.

Die Kommission entscheidet endgültig über den Antrag.

III.

§ 20

Wer dem zur freiwilligen Versicherung oder Weiterversicherung bei einer Krankenkasse nach der Reichsversicherungsordnung berechtigten Personenkreis angehört, genügt der Voraussetzung des § 1, Nr. 2 der Bekanntmachung vom 3. Dezember 1914 auch dadurch, daß er bis zum Eintritt in die Kriegs-, Sanitäts,- oder ähnliche Dienste mindestens ein Jahr hindurch ununterbrochen einer Ersatzkasse oder teils einer Kranken-, teils einer Ersatzkasse angehört hat.

Für die Zeit vor der inzwischen erfolgten Zulassung einer Hilfskasse als Ersatzkasse gilt die Mitgliedschaft bei ihr derjenigen bei einer Ersatzkasse gleich.

IV.

§ 21

Das Reich erstattet den Lieferungsverbänden vierteljährlich nach näherer Bestimmung des Reichskanzlers alle Aufwendungen für die Leistungen, die sie nach diesen Vorschriften zu machen haben.

V.

§ 22

Diese Vorschriften treten mit ihrer Verkündung in Kraft, und zwar diejenige des § 20, Abs. 2 mit Wirkung auch für die vorangegangene Zeit.

Wöchnerinnen, die vor dem Tage des Inkrafttretens dieser Bekanntmachung entbunden worden sind, erhalten von diesem Tage ab das Wochengeld auf acht und das Stillgeld auf zwölf Wochen, jedoch in beiden Fällen abzüglich der zwischen dem Tage der Niederkunft und dem des Inkrafttretens liegenden Zeit.

§ 10 der Bekanntmachung vom 28. Januar 1915 gilt entsprechend.

Der Bundesrat behält sich vor, den Zeitpunkt des Außerkrafttretens der vorstehenden Vorschriften zu bestimmen.

Berlin, den 23. April 1915.

Der Stellvertreter des Reichskanzlers
Delbrück.

Ein zahlenmäßiges Ergebnis über die Reichswochenhilfe liegt noch nicht vor. Die Allgemeine Ortskrankenkasse der Stadt Berlin hat bei den Frauen, die von ihr für Rechnung der Kasse oder für Rechnung des Reichs Wochenhilfe erhalten haben, eine Umfrage zwecks Feststellung der Sterblichkeitsziffer der gestillten und nicht gestillten Kinder veranstaltet und auch anderen Krankenkassen eine solche Erhebung anempfohlen. Das Ergebnis der Umfrage ist noch nicht veröffentlicht. Dagegen hat das Versicherungsamt der Stadt München, Abteilung für Wochenhilfe, in seinen Berichten einen Überblick über die durch die Reichswochenhilfe und das Stillgeld erzielte Stilldauer gegeben. Es standen für die Zeit vom 7. Mai bis 31. Dezember 1915[1]) hierzu 822 abgeschlossene Fälle zur Verfügung, von denen 472 eheliche und 350 uneheliche Geburten betreffen. Es ergibt sich bei ihnen folgendes Bild:

Stilldauer.

	eheliche Fälle	uneheliche	insgesamt
bis zu 1 Woche	10	38	48
„ „ 2 Wochen	21	23	44
„ „ 3 „	15	27	42
„ „ 4 „	23	16	39
„ „ 5 „	16	12	28
„ „ 6 „	32	31	63
„ „ 7 „	6	11	17
„ „ 8 „	21	18	39
„ „ 9 „	9	12	21
„ „ 10 „	11	8	19
„ „ 11 „	8	4	12
„ „ 12 „ und darüber	300	150	450

Zu der Zusammenstellung wird bemerkt, daß bei längerem, aber doch wieder kürzer als 12 Wochen dauerndem Stillen sich die höchsten Zahlen bei einem bis zu 6 bzw. bis zu 8 Wochen erfolgten Stillen ergeben. Die Tatsache, daß das bei der Reichswochenhilfe im Verhältnis zum Stillgeld um mindestens das Doppelte, bei Kassenwochengeld sogar unter Umständen um ein Mehrfaches höhere Wochengeld nur 6 oder 8 Wochen nach der Niederkunft gewährt wird (§ 195 R.V.O.; § 4 Ziff. 2 der Bekanntmachung vom 23. April 1915), dürfte neben der nach dieser Zeit wieder ermöglichten Aufnahme der gewerblichen Arbeit (§ 137 Absatz 6 Gew.-Ord.) ein Anhaltspunkt dafür sein, daß hier

---

[1]) Tätigkeitsbericht.

gewisse Höhepunkte der Stilldauer sich ergeben. Ebenso dürfte die auffallend hohe Zahl der 12 wöchigen Stilldauer bei Ehefrauen neben der Möglichkeit die Kinder im Hause zu behalten, auf das Fehlen gewerblicher Tätigkeit zurückzuführen sein, da die bei der Reichswochenhilfe des Lieferungsverbandes vorsprechenden Ehefrauen zunächst Frauen kleinerer Beamten, Gewerbetreibender, Handwerker usw. sind, während die Frauen der Arbeiterkreise meist auf Grund der früheren Kassenzugehörigkeit ihres Mannes gemäß § 1 der Bekanntmachung vom 3. Dezember 1914 ihre Reichswochenhilfe von der Kasse erhalten, hier also nicht erfaßt werden[1]).

Trotz dieser etwas skeptisch klingenden Worte kann wohl gesagt werden, daß die Reichswochenhilfe und das Reichsstillgeld den Kern jeglicher Fürsorge getroffen haben. Sie haben die jungen Mütter in die Lage versetzt, sich mehrere Wochen nach der Entbindung lediglich der Pflege ihres Kindes zu widmen und dasselbe selbst zu stillen, indem sie ihnen wenigstens teilweise den Ausfall an Verdienst ersetzten. Freilich ist mit der Bundesratsbestimmung nicht gleichzeitig ein Verbot erlassen worden, nach welchem die sofortige Aufnahme der Arbeit nach der Geburt von seiten der Frauen hätte verhindert werden können. Wieweit dies ein Mangel war, läßt sich heute wegen fehlenden umfassenden Zahlenmaterials noch nicht übersehen. Aus der praktischen Erfahrung scheint sich jedoch zu ergeben, daß die Mütter nur im geringeren Umfange sich alsbald nach der Geburt wieder einer außerhäuslichen Arbeit zugewendet haben. Jedenfalls haben die Reichswochenhilfe und das Reichsstillgeld vermocht, die Frauen zum Stillen zu veranlassen, auch solche, die vorher nicht gestillt hatten. Diese Wirkung hatte die anfangs des Krieges eingetretene Arbeitslosigkeit nicht, trotzdem ja der Mutter nun die Stillmöglichkeit blieb. Bekanntlich zitiert Herkner in seinem Werk über die Arbeiterfrage[2]) eine Äußerung von Marx, wonach in den Krisen des amerikanischen Unabhängigkeitskrieges durch die Erwerbslosigkeit die Säuglingssterblichkeit

---

[1]) Inzwischen ist der Tätigkeitsbericht für das ganze Jahr (7. Mai 1915 bis 7. Mai 1916) erschienen. Zur Beobachtung des Einflusses der Stillgeldgewährung auf die Stilldauer standen 1213 abgeschlossene Fälle (695 eheliche, 518 uneheliche) zur Verfügung. Es stillten:

				eheliche	uneheliche	
					Mütter	insgesamt
bis	zu	1	Woche	18	63	81
,,	,,	2	Wochen	31	32	63
,,	,,	3	,, ...	25	35	60
,,	,,	4	,, ...	30	31	61
,,	,,	5	,, ...	22	25	47
,,	,,	6	,, ...	54	48	102
,,	,,	7	,, ...	8	15	23
,,	,,	8	,, ...	35	30	65
,,	,,	9	,, ...	14	19	33
,,	,,	10	,, ...	15	11	26
,,	,,	11	,, ...	11	5	16
,,	,,	12	,, ...	432	204	636

Die Höchstzahlen liegen auch hier bei 6 bzw. 8 Wochen. Die auffallend hohe Zahl des einwöchigen Stillens bei den ledigen Müttern ist ursächlich wohl darauf zurückzuführen, daß es sich zumeist um Entbindungen in Krankenanstalten (Frauenklinik usw.) handelt, in denen für die Dauer des Aufenthalts ein Stillzwang ausgeübt wird.

[2]) Herkner, Die Arbeiterfrage. Eine Einführung. Verlag J. Guttentag. Berlin. 6. Auflage. 1916.

sank. Auch in Paris sank während der Belagerung 1870/71, als Kuhmilchmangel eintrat und die Mütter ihre Säuglinge stillen mußten, die Säuglingssterblichkeit. Da Zahlen für den gegenwärtigen Krieg nicht vorliegen, kann die Frage nur aus der praktischen Erfahrung heraus beurteilt werden: ich persönlich glaube nicht, daß die Arbeitslosigkeit im Anfang des Krieges stillfördernd gewirkt hat. Nach den praktischen Erfahrungen, die ich z. B. an dem verhältnismäßig großen Material des Ausschusses für Mutter- und Säuglingsfürsorge vom Roten Kreuz gesammelt habe, möchte ich den Prozentsatz der Frauen, die sich infolge der Arbeitslosigkeit dazu verstanden haben, ihrem Kinde die Brust zu reichen, als verschwindend klein bezeichnen. Wieweit hier die Indolenz der Frauen überhaupt eine Rolle gespielt hat oder wieweit die durch den Ausbruch des Krieges verursachten seelischen Erschütterungen der Frauen verantwortlich gemacht werden müssen, mag dahingestellt bleiben. Unter den Frauen jedenfalls, die Reichswochenhilfe und Stillgeld erhielten, habe ich selten eine gefunden, die ihr Kind nicht stillte oder die sich nicht alle Mühe zur Erreichung dieses Zieles gab.

Daß es auch die segensreichen Wirkungen dieser Bundesratsverordnung waren, die — wie bereits oben ausgeführt — ihr erhebliches Teil zur Minderung der Säuglingssterbefälle im zweiten Kriegsjahre beigetragen haben, steht für mich außer jedem Zweifel. So ist es auch erklärlich, daß bereits allenthalben Stimmen laut geworden sind, die nachdrücklichst die Übernahme der Reichswochenhilfe in die Friedenszeit fordern. Es liegen auch bereits beachtenswerte Vorschläge für die Form und Gestaltung dieser Mutterschaftsfürsorge im Frieden vor. Die ersten Vorschläge machte Mayet[1]). Er möchte die Mutterschaftsfürsorge zu einem selbständigen Versicherungszweig ausgestaltet sehen. Jede weibliche Person zwischen 16 und 45 Jahren habe ohne Rücksicht auf ihre Vermögens- und Einkommensverhältnisse zwangsweise der Versicherung anzugehören. Würden die Leistungen etwa die gleichen sein wie bei der jetzigen Reichswochenhilfe, so würden 220 Millionen Mark im Jahre erforderlich sein. Auf die rund 14 000 000 weiblichen Personen in dem bezeichneten Alter verteilt, würde das einen Wochenbeitrag von 30 Pfennig ergeben. Das Reich soll ein Drittel der Kosten übernehmen, so daß der von den Mädchen und Frauen zu entrichtende Wochenbeitrag sich auf 20 Pfennig stellen würde. Diese Prämie soll im ganzen Reich und für jede Frau gleich sein; sie ist durch Marken, die bei der Post erhältlich sind, zu entrichten. Einen zweiten Vorschlag hat v. Behr-Pinnow[2]) gemacht. Er verlangt im wesentlichen eine Erweiterung und Ausgestaltung der durch die Reichsversicherungsordnung vorgesehenen Krankenkassenleistungen auf die Sätze der Reichswochenhilfe. Für diese erweiterten Leistungen fordert v. Behr-Pinnow einen Zuschuß des Reiches an die Krankenkassen. Für die Frauen, die hierdurch nicht erfaßt werden, will v. Behr-Pinnow eine durch Reichsgesetz geregelte zwangsweise Mutterschaftsversicherung, der jede Frau vom Tage ihrer Eheschließung an beizu-

---

[1]) Mayet, Reichswochenhilfe nach dem Kriege. Ortskrankenkasse, Zeitschrift des Hauptverbandes deutscher Ortskrankenkassen, Dresden. 2. Jahrgang, 1915, Nr. 13.

[2]) v. Behr-Pinnow, Die Sicherung des Volksbestandes Deutschlands. Vortrag, gehalten bei der außerordentlichen Tagung der Deutschen Vereinigung für Säuglingsschutz am 13. März 1915. Zeitschrift für Säuglingsschutz, VII. Jahrgang, Heft 4, April 1915.

treten hätte. Die Versicherung soll 10 Jahre dauern und sodann freiwillig fortgesetzt werden können.

In den Kreisen der Krankenkassen herrscht über die geforderte Ausgestaltung der Krankenkassenleistungen noch geteilte Meinung[1]). So forderte auf der letzten Tagung des Hauptverbandes Deutscher Ortskrankenkassen Justizrat Dr. Mayer-Frankenthal zwar auch allgemeinen Ausbau der Wochenhilfe: „die Krankenversicherung dürfe aber damit nicht belastet werden; sie müsse auf Kosten des Reiches weitergeführt werden". Der Vorsitzende dieses Krankenkassenverbandes, Abgeordneter Fräßdorf-Dresden, nannte diese Weiterführung durch die Krankenkassen „Sozialreform auf Kosten der Minderbemittelten". Im Gegensatz hierzu sprach sich sehr einsichtsvoll Gräf, der Vorsitzende der Allgemeinen Ortskrankenkasse Frankfurt a. M. über die Frage aus. „Ein Zurück kann es nicht mehr geben", sagt er in der „Ortskrankenkasse" (S. 410, 1915). Alle Krankenkassen sollten sich an dem wichtigen Werk jetzt schon beteiligen, indem sie nach Möglichkeit dazu übergehen, wichtige Mehrleistungen im Mutterschutz einzuführen. „Wohl kosten", so sagt er weiter, „die Mehrleistungen für Mutterschutz den Krankenkassen Geld, doch steht fest, daß keine Kasse unter diesen Lasten zusammenbrechen wird".

Jedenfalls ist zu erwarten, daß die Reichswochenhilfe in irgend einer Form in den Frieden übernommen werden wird. Eine dahingehende Stellungnahme hat auch das Preußische Abgeordnetenhaus eingenommen. In der Sitzung vom 25. Februar 1916 ist ein entsprechender Antrag der Abgeordneten Aronsohn und Genossen eingebracht worden.

[Wortlaut des Antrages Nr. 109:
die Königliche Staatsregierung zu ersuchen, zur Erzielung eines ständigen Mutter- und Säuglingsschutzes beim Bundesrate zu beantragen, eine Abänderung der Reichsversicherungsordnung dem Reichstage zur Beschlußfassung vorzulegen, wodurch alle Leistungen der für die Kriegszeit eingerichteten Reichswochenhilfe Regelleistungen der Krankenversicherung werden.]

Von denselben Abgeordneten ist auch noch ein Antrag, betreffend das Haltekinderwesen

[Wortlaut des Antrages Nr. 106:
die Königliche Staatsregierung zu ersuchen, auf eine reichsgesetzliche Regelung des Haltekinderwesens einzuwirken, durch welche eine einwandsfreie Pflege der Haltekinder und eine Beaufsichtigung der Ziehmutter gewährleistet wird.]

und ein Antrag über Ausdehnung der Säuglingsfürsorge

[Wortlaut des Antrages Nr. 108:
die Königliche Staatsregierung zu ersuchen, noch in dieser Session einen Nachtragsetat vorzulegen, in dem eine ausreichende Summe bereitgestellt wird, aus der Gemeinden, die Säuglingsfürsorgestellen errichtet haben, nach Maßgabe ihrer Leistungen hierfür und ihrer Leistungsfähigkeit, eine Beihilfe erhalten.]

eingebracht worden. Der Antrag Nr. 106 ist der Justizkommission, die Anträge Nr. 108 und 109 der verstärkten Staatshaushaltskommission überwiesen worden.

So hat der Krieg überhaupt auf dem Gebiete der Bevölkerungspolitik im allgemeinen und auf dem der Bekämpfung der Säuglingssterblichkeit im besonderen aufrüttelnd gewirkt. Forderungen, die seit Jahren von den Sozialpolitikern und Sozialhygienikern gestellt worden sind, sind infolge des Krieges plötzlich der Verwirklichung beträchtlich näher gerückt. Die preußische Staats-

---

[1]) Zit. nach „Wie ist die Reichswochenhilfe fortzuführen?" Soziale Praxis und Archiv für Volkswohlfahrt. 25. Jahrgang, 13. Januar 1916, Nr. 15.

regierung hat sich laut den im Abgeordnetenhause am 25. Februar 1916 gemachten
Ausführungen des Ministers des Innern v. Loebell, sowie seiner vortragenden
Räte, Ministerialdirektor Kirchner und Geheimer Obermedizinalrat Krohne,
mit allen Kräften den Fragen der Bekämpfung des Geburtenrückganges und der
Säuglingssterblichkeit zugewendet. v. Loebell teilte in der genannten Sitzung
mit, daß auf Grund einer im Ministerium des Innern bearbeiteten Denkschrift
über die Ursachen des Geburtenrückganges und die Mittel zu seiner Bekämpfung
seit Monaten eingehende Beratungen stattfinden, an denen die Vertreter aller
preußischen Ressorts und eine große Anzahl sachverständiger Männer der
Wissenschaft, der Praxis, des öffentlichen Lebens, auch Reichstags- und Land-
tagsabgeordnete teilnehmen. In diesen Verhandlungen werden die Maßnahmen
gegen den Vertrieb empfängnisverhütender Mittel, gegen die Zunahme der
Abtreibungen, alle gesundheitshygienischen Maßnahmen, Maßnahmen gegen
die Bekämpfung der Geschlechtskrankheiten, zur Verbesserung des Säuglings-
und Mutterschutzes, des Hebammenwesens besprochen. Krohne will die
Hebung der Bevölkerungszahl nach doppelter Richtung erstreben, einmal durch
Verminderung der Sterblichkeitsziffer und andererseits durch Erhöhung der
Geburtenziffer. Für die Herabminderung der Sterblichkeitsziffer kommen nach
Krohne in erster Linie in Betracht zwei Maßnahmen: das ist der Kampf gegen
die Seuchen und der Kampf gegen die Säuglingssterblichkeit. Kirchner betont,
daß die Bekämpfung der Säuglingssterblichkeit künftig für uns noch eine viel
größere Bedeutung bekommen werde, als sie bisher gehabt hat. Er weist weiter
darauf hin, daß unter den Kindern, welche im ersten Lebensjahre meist schon
wenige Wochen nach ihrer Geburt sterben, sich in Preußen nicht weniger als
40 000 befinden, welche an sogenannter angeborener Lebensschwäche zugrunde
gehen und die in der Mehrzahl der Erbsyphilis zur Last gelegt werden müssen.
Deshalb sei es die Pflicht der Medizinalverwaltung, gegenwärtig in einen Kampf
gegen die übertragbaren Geschlechtskrankheiten einzutreten.

Hierzu mag noch ergänzend bemerkt werden, daß v. Behr-Pinnow als
Vorsitzender der Deutschen Vereinigung für Säuglingsschutz Anfang Oktober
1915 in einem Immediatgesuch an den Kaiser um die Schaffung eines Fürsorge-
gesetzes und um die Einführung der Säuglingspflege als Lehrgegenstand in den
Unterrichtsanstalten für die weibliche Jugend gebeten und daß der Kaiser
das Gesuch unter Bezeugung seines wärmsten Interesses an die zuständigen
Behörden weitergegeben hat.

Der Wunsch, mit allen Mitteln die Bevölkerungszahl zu heben, hat die
Gründung einer Deutschen Gesellschaft für Bevölkerungspolitik mit dem Sitz
in Berlin zur Folge gehabt. Unter den gleichen Gesichtspunkten sind ähnliche
Gründungen in Bayern und Baden entstanden, ferner für das rhein-mainische
Gebiet in Frankfurt a. M. ein Zweigverein der Deutschen Gesellschaft für
Bevölkerungspolitik. Ähnliche Zwecke hat auch der schon vorher in Halle a. S.
gegründete Bund zur Erhaltung und Mehrung der deutschen Volkskraft.

IV.

Bisher ist von den gesetzlichen, sowie umfassenden Kriegsmaßnahmen
zum Schutze von Mutter und Kind gesprochen worden. Es ist nun noch auf
die Tätigkeit der über das Reich verteilten Einrichtungen der offenen und
geschlossenen Säuglingsfürsorge, die zumeist lokalen Bedürfnissen dienen und

die auch vom Kriege nicht unbeeinflußt geblieben sind, einzugehen. Es hat nicht an Stimmen gefehlt, die nachdrücklichst darauf hingewiesen haben, wie wichtig diese Kleinarbeit im Kriege ist. Zuerst war es die deutsche Kaiserin selbst, die kurz nach Ausbruch des Krieges in einem Schreiben den Vorsitzenden der Deutschen Vereinigung für Säuglingsschutz ersuchte, auf die in Betracht kommenden Vereinigungen dahin zu wirken, daß sämtliche Einrichtungen der Mutter- und Säuglingsfürsorge ihren Betrieb fortführen, möglichst sogar in erweiterter Form. Auch von seiten des Preußischen Ministers des Innern wurden durch einen Erlaß vom 19. August 1914[1]) die nachgeordneten Stellen auf die erhöhte Bedeutung der Säuglingsfürsorge im Kriege hingewiesen und dieser am 16. Dezember 1915[2]) erneut in Erinnerung gebracht.

Die Einrichtungen der offenen und geschlossenen Säuglingsfürsorge sind bei Ausbruch des Krieges in ihrer Arbeit teilweise gehindert worden, teilweise haben sie eine Steigerung der Tätigkeit erfahren.

Die offene Fürsorge (Mutterberatungsstellen) ist im großen ganzen unbehindert fortgeführt worden. Im Anfang des Krieges war eine Einschränkung der Tätigkeit bei etwa 11 % der Beratungsstellen zu verzeichnen; 10 % hatten ihren Betrieb völlig eingestellt. Die Einschränkung bzw. Schließung war in erster Linie auf den eintretenden Pflegerinnenmangel zurückzuführen. Eine große Anzahl von Säuglingspflegerinnen und -schwestern waren mit Ausbruch des Krieges zur Verwundetenfürsorge übergegangen. Inzwischen sind sie zum großen Teile wieder zu ihrer früheren Tätigkeit zurückgekehrt. Empfindlicher traf die Fürsorgestellen jedoch der alsbald nach Ausbruch des Krieges einsetzende Ärztemangel. Mit zunehmender Einziehung der landsturmpflichtigen Ärzte ist der Ärztemangel noch stärker aufgetreten. Immerhin war die Anzahl der Fürsorgestellen, die aus diesem Grunde ihre Tätigkeit einschränken bzw. ganz aufgeben mußten, nicht allzu groß. Bei einem Teil der Stellen ist es früher oder später möglich geworden, Ersatz für den eingezogenen Arzt zu schaffen, teilweise werden die Beratungsstunden unter Leitung einer Schwester ohne Arzt fortgeführt; nur ein kleiner Teil der Fürsorgestellen ist geschlossen geblieben.

Seit Inkrafttreten der Reichswochenhilfe ist in einer großen Anzahl von Mutterberatungsstellen eine Frequenzsteigerung eingetreten, da sie in Verabredung mit den Krankenkassen die Stillkontrolle für das zu gewährende Reichsstillgeld übernommen haben. Dieser Verabredung kommt insofern eine besondere Bedeutung für die Bestrebungen der Säuglingsfürsorge zu, als sicherlich eine große Anzahl von Säuglingen, die den Beratungsstellen ferngeblieben wären, jetzt von der Fürsorge erfaßt werden.

Es mag nicht unerwähnt bleiben, daß es vorwiegend die Einrichtungen waren, die der privaten Wohltätigkeit ihre Entstehung verdankten, welche bei Kriegsausbruch ihrer ursprünglichen Bestimmung und Aufgabe zugunsten der Verwundetenfürsorge untreu wurden, während dies bei den kommunalen Einrichtungen, wie auch bei dem in kommunalen Diensten stehenden Personal nicht in diesem Umfange beobachtet wurde.

Mehr noch als in der offenen Fürsorge zeigte sich das in der geschlossenen Fürsorge. Eine ganze Reihe von Säuglingsanstalten sind bei Beginn des Krieges geschlossen und zu Lazarettzwecken umgestaltet worden. Nur in einem kleinen

---

[1]) Ministerial-Blatt f. Medizinal-Angelegenheiten, 1914, S. 280.
[2]) Dasselbe, 1915, S. 441.

Teil der Fälle ist die Schließung durch den Mangel an Ärzten und Pflegepersonal verursacht worden, teilweise war mangelnde Nachfrage oder Mangel an Betriebskapital der Grund der Betriebseinstellung[1]. Andererseits wurden eine Reihe von geschlossenen Anstalten neugegründet.

Zu erwähnen ist noch die vereinzelte Neugründung von sogenannten Kriegswaisenhäusern. Sie sind ins Leben gerufen worden, um den Kriegsvollwaisen eine Zufluchtsstätte zu bieten. Jedoch scheint es sich hier um übereilte Gründungen zu handeln. Die Waisenhäuser sind zum großen Teile leer geblieben. Einmal gibt es überhaupt nicht so viele Kriegsvollwaisen, zum anderen haben diese bei Verwandten und Bekannten bereitwilligst Unterkunft gefunden. Ebenso sind auch die Adoptionsstellen zur Unterbringung von Kriegswaisen in Privatfamilien mehr oder weniger zur Untätigkeit verurteilt. Auch hier ist die Nachfrage wegen Unterbringung von Kriegswaisen größer als das Angebot.

Die Krippen bilden in ähnlicher Hinsicht Grund zu einer Besprechung. Bei Ausbruch des Krieges erschien die Einrichtung von Krippen und Kinderhorten vielen wohltätigen Damen als dringende Notwendigkeit. Man glaubte, daß durch die Einziehung der Männer die Frauen zum außerhäuslichen Erwerb gedrängt werden würden und daß der Andrang zu den Krippen ungeheuer sein würde. Allenthalben entstanden daher Kriegskrippen. Jedoch die Krippen blieben leer oder wurden nur halb besetzt, weil die Frauen keine Arbeit bekommen konnten und also auch nicht ihre Kinder tagsüber fortzugeben brauchten. Viele dieser Krippen wurden bald wieder geschlossen. Nur ein Teil von Neugründungen, die von sachverständiger Seite eingerichtet und geleitet und vom Bedürfnis, nicht nur vom guten Herzen getragen waren, haben wirklich ihren Zweck erfüllt und sind auch bestehen geblieben. Der Bedarf an geeigneten Tagespflegestellen wurde mit länger dauerndem Kriegszustand und zunehmender Frauenarbeit größer. Die Krippen sind jetzt im allgemeinen gut besetzt. Es werden aber viele Kinder in Familien und zwar gegen Entgelt untergebracht. Störend macht sich hierbei geltend, daß die nur tageweise gegen Entgelt in Pflege gegebenen Säuglinge und Kinder nicht eo ipso als Haltekinder aufsichtspflichtig werden, was aber dringend notwendig scheint. Hier ist Düsseldorf mit gutem Beispiel vorangegangen[2].

Die in einigen Bundesstaaten, Provinzen und Bezirken bestehenden Säuglingsfürsorgezentralen, die teils theoretische, teils praktische Aufgaben haben und meist auch im engen Einvernehmen mit den Staatsbehörden arbeiten, zeigten in den ersten zwei Kriegsjahren eine verstärkte Tätigkeit. Dies ist namentlich für Bayern zu sagen. Auch im Großherzogtum Hessen, wo die Fürsorgetätigkeit in den ersten Kriegsmonaten aus verschiedenen Ursachen zurückgegangen war, ist inzwischen der Betrieb wieder im alten Umfange aufgenommen worden. Neugründungen in bis jetzt mit Landeszentralen nicht versorgten Staaten oder Provinzen sind nicht erfolgt.

---

[1] Zahlenmäßige Angaben, auch über die offene Fürsorge, sind in meinem bereits zitierten (S. 585) Referat „Die Einwirkung des Krieges auf die Säuglingssterblichkeit und die Säuglingsschutzbewegung" enthalten.

[2] Verfügung des Regierungspräsidenten vom 8. Mai 1913 betreffend das Haltekinderwesen im Regierungsbezirk Düsseldorf. Zeitschrift für Säuglingsschutz, V. Jahrgang, Heft 9, September 1913.

In Ergänzung der kommunalen und privaten Einrichtungen der Säuglingsfürsorge haben sich dem Säuglingsschutz dienende Kriegsfürsorge-Organisationen gegründet. Zumeist sind sie den der allgemeinen Kriegswohlfahrtspflege dienenden Einrichtungen angegliedert oder bilden eine Abteilung dieser Hilfsstellen. Besonders zu erwähnen ist der im August 1914 in Berlin innerhalb der Zentralstelle des Roten Kreuzes für Kriegswohlfahrtspflege gebildete Ausschuß für Mutter- und Säuglingsfürsorge. Zweck des Ausschusses ist, in der Kriegszeit eine erweiterte Versorgung für diejenigen Säuglinge und kleinen Kinder, deren Ernährer ins Feld gezogen sind oder durch den Kriegsausbruch Arbeit und Verdienst verloren haben, oder für Mütter, die in ebensolcher bedauernswerten Lage ihrer baldigen Entbindung entgegensehen, zu schaffen. Die Mittel für diese Tätigkeit stellt teilweise das Zentralkomitee des Roten Kreuzes zur Verfügung, teilweise werden sie durch freiwillige Spenden, Sammlungen und endlich durch sogenannte Kriegspatenschaften aufgebracht. Gleiche Einrichtungen sind nach diesem Muster in mehreren Städten Deutschlands und Österreichs geschaffen worden. Alle diese Einrichtungen dienen der Beseitigung der augenblicklichen Not. Mehr auf die Zukunft gerichtet ist eine in Dresden vom Verband für Jugendhilfe begründete Einrichtung, die sich „Kriegspatenschaft mit Ausbildungskapital-Versicherung" nennt und die den Zweck hat, den während der Kriegsdauer geborenen Kindern von Kriegsteilnehmern durch eine Ausbildungskapital-Versicherung die Möglichkeit gewerblicher Ausbildung nach Entlassung aus der Volksschule zu geben. Bemängelt wurde, daß durch die auf die Zukunft gerichtete Hilfe oft Gelder auf längere Zeit festgelegt werden, die inzwischen notwendiger für unmittelbare Hilfe gebraucht werden könnten. Auch ist wahrgenommen worden, daß einzelne Versicherungsgesellschaften den weitverbreiteten Wunsch nach Übernahme von Kriegspatenschaften sich insofern nutzbar machen, als sie mittels einer umfassenden Werbetätigkeit ohne Rücksicht auf ein Bedürfnis und ohne Kenntnis der näheren Verhältnisse der Kinder und ihrer Mütter die Kriegspatenversicherung selbständig betreiben. Hierbei sind ernste Mißstände zutage getreten, die auch mehrfach bereits öffentlich gerügt worden sind. Deswegen ist auf Anregung des preußischen Kriegsministeriums unter Schirmherrschaft des Kriegsministers ein Reichsverband für Kriegspatenschaften begründet worden, mit dem ausdrücklichen Zweck, die zutage getretenen Mißstände zu beseitigen und durch Einrichtung von Fürsorgestellen ein Bindeglied zwischen den Gebern und den Kindern zu schaffen.

Literatur.

Arbeitsmarkt im Jahre 1914, Der. Reichs-Arbeitsblatt. Herausgegeben vom Kaiserl. Statistischen Amte, Abt. f. Arbeiterstatistik. 13. Jahrgang, Januar 1915, Nr. 1. S. 4. Carl Heymanns Verlag, Berlin.

Arbeitsmarktes, Die Regelung des . . . ., die Erhaltung und Beschaffung von Arbeitsgelegenheit und die öffentliche Arbeitslosenunterstützung während des Krieges. Reichs-Arbeitsblatt. 13. Jahrgang, Nr. 2 u. 4, Februar und April 1915.

Arbeitslosigkeit, Bewegung der . . . . Ebenda Dezember 1915. Nr. 12, S. 962.

Arbeitslosenfürsorge in Deutschland, Die Fortentwicklung der öffentlichen . . . . Korrespondenzblatt der Generalkommissionen der Gewerkschaften Deutschlands. 24. Jahrgang 1914, Nr. 52. Berlin.

Arbeitslosenfürsorge der Gemeinden, Die. Ebenda. 25. Jahrgang, Nr. 12.

Archiv Deutscher Berufsvormünder. Eingabe, betreffend Versorgung unehelicher Kinder gefallener Kriegsteilnehmer, an den Reichstag. Zeitschrift für Säuglingsschutz, VII. Jahrgang, Heft 11, November 1915. Verlag Georg Stilke, Berlin.

Hinweis an die Vormünder und Pflegeeltern unehelicher Kinder betreffend einmalige Unterstützung. Frankfurter Zeitung, 2. Morgenblatt, 20. Januar 1916.

Veröffentlichung einer Auskunft des Preuß. Kriegsministeriums, betreffend einmalige Unterstützung unehelicher Kinder verstorbener Kriegsteilnehmer. Zentralblatt für Vormundschaftswesen, Jugendgerichte und Fürsorgeerziehung. VII. Jahrgang 1915/16, Nr. 19, S. 223. Carl Heymanns Verlag, Berlin.

v. Behr-Pinnow, Die Sicherung des Volksbestandes Deutschlands. Vortrag, gehalten bei der außerordentlichen Tagung der Deutschen Vereinigung für Säuglingsschutz am 13. März 1915. Zeitschrift für Säuglingsschutz, VII. Jahrgang, Heft 4, April 1915.

Bundesratsbestimmungen über die Verwendung der zur Unterstützung von Gemeinden auf dem Gebiete der Kriegswohlfahrtspflege bereitgestellten Reichsmittel. Zentralblatt für das Deutsche Reich, 1914, Nr. 65, S. 619.

Bundesratsverordnung, betreffend Wochenhilfe während des Krieges. Vom 3. Dezember 1914. (Nr. 4561.) Reichs-Gesetzblatt, Jahrgang 1914. Nr. 106, S. 492.

Bundesratsverordnung, über Krankenversicherung und Wochenhilfe während des Krieges. Vom 28. Januar 1915. (Nr. 4625.) Reichs-Gesetzblatt, Jahrgang 1915, Nr. 11, S. 49.

Bundesratsverordnung, betreffend Ausdehnung der Wochenhilfe während des Krieges. Vom 23. April 1915. (Nr. 4721.) Reichs-Gesetzblatt, Jahrgang 1915, Nr. 53, S. 257.

Bundesratsverordnung, betreffend die Unterstützung von Familien in den Dienst eingetretener Mannschaften. Vom 21. Januar 1916. (Nr. 5036.) Reichs-Gesetzblatt, Jahrgang 1916, Nr. 14, S. 55.

Caritasverband für das Katholische Deutschland. Petition, wegen Versorgung unehelicher Kinder von Kriegsteilnehmern, an den Reichstag. Vom 15. Dezember 1915. Zeitschrift für Säuglingsschutz, VIII. Jahrgang, Heft 3, März 1916.

Deutscher Bund für Mutterschutz (Ortsgruppe Berlin). Eingabe, betreffend Ausdehnung der Hinterbliebenenunterstützung auf uneheliche Kinder, an den Reichstag. Vom November 1915.

Erhebung des Reichsamtes des Innern betreffend Weiterführung der Hausgewerbetreibenden in den Krankenkassen, auf Grund des Notgesetzes vom 4. August 1914. Soziale Praxis und Archiv für Volkswohlfahrt. 24. Jahrgang, 17. Dezember 1914, Sp. 284. Verlag Duncker & Humblot, München-Leipzig.

Erlaß des Preuß. Ministers des Innern, betr. Fürsorgetätigkeit für schwächliche Kinder, namentlich für Säuglinge usw. während des Krieges. Vom 19. August 1914. Ministerialblatt für Medizinal-Angelegenheiten. 1914, S. 280.

Erlaß des Preuß. Ministers des Innern, betr. Säuglingsfürsorge während des Krieges. Vom 16. Dezember 1915. Ministerialblatt für Medizinal-Angelegenheiten. 1915, S. 441.

Gesetz zur Änderung des Gesetzes, betreffend die Unterstützung von Familien in den Dienst eingetretener Mannschaften, vom 28. Februar 1888 (Reichs-Gesetzbl. S. 59). Vom 4. August 1914. (Nr. 4438.) Reichs-Gesetzblatt, Jahrgang 1914, Nr. 53, S. 332.

Gesetz, betreffend Sicherung der Leistungsfähigkeit der Krankenkassen. Vom 4. August 1914. (Nr. 4443.) Reichs-Gesetzblatt, Jahrgang 1914, Nr. 53, S. 337.

Gesetz, betreffend Änderung des Gesetzes, betreffend die Unterstützung von Familien in den Dienst eingetretener Mannschaften, vom 28. Februar 1888 (Reichs-Gesetzblatt S. 59). Vom 30. September 1915. (Nr. 4903.) Reichs-Gesetzblatt, Jahrgang 1915, Nr. 134, S. 629.

Herkner, Die Arbeiterfrage. Eine Einführung. Verlag J. Guttentag, Berlin. 6. Auflage. 1916.

Katholischer Frauenbund. Eingabe, betreffend die Versorgung der unehelichen Kriegswaisen, an den Reichstag. Zeitschrift für Säuglingsschutz, VIII. Jahrgang, Heft 1, Januar 1916, Verlag Georg Stilke, Berlin.

Kettner, Die offene Säuglingsfürsorge in Krieg und Frieden. Zeitschrift für Säuglingsschutz. VIII. Jahrgang, Heft 1 und 2, Januar und Februar 1916. Verlag Georg Stilke, Berlin. Vgl. auch dieselbe Zeitschrift, Heft 6, Juni 1916.

Koehler, Zur Kriegsunterstützung der unehelichen Kinder. Zentralblatt für Vormundschaftswesen, Jugendgerichte und Fürsorgeerziehung. VI. Jahrgang 1914/15, Nr. 13/14. Carl Heymanns Verlag, Berlin.

Koehler, Die Rechtsstellung des unehelichen Kindes und die Gewährung von Militär-
hinterbliebenenrenten an die unehelichen Kinder gefallener oder infolge des
Kriegsdienstes verstorbener Kriegsteilnehmer. Zeitschrift für Säuglingsschutz,
VIII. Jahrgang, Heft 4, April 1916, Verlag Georg Stilke, Berlin.

Langstein, Bemerkungen über die „Kriegsneugeborenen". Zeitschrift für Säuglingsschutz, VIII. Jahrgang, Heft 3, März 1916. Verlag Georg Stilke, Berlin. Vgl. auch
dieselbe Zeitschrift, Heft 6, Juni 1916.

Liefmann und Lindemann, Die Säuglingssterblichkeit in Berlin im Sommer 1911.
Sonderabdruck aus der Berliner klinischen Wochenschrift, 49. Jahrgang, 1912,
Nr. 29, Verlag August Hirschwald, Berlin.

Mayet, Reichswochenhilfe nach dem Kriege. Ortskrankenkasse, Zeitschrift des Hauptverbandes deutscher Ortskrankenkassen, Dresden. 2. Jahrgang 1915, Nr. 13.

Medizinalstatistische Nachrichten. Im Auftrage des Herrn Ministers des Innern heraus-
gegeben vom Kgl. Preußischen Statistischen Landesamte. Vierter Jahrgang 1912/13,
S. 2, 4, 124, 125, 176; II. S. 301, 302.
Dieselben, Sechster Jahrgang 1914/15, II. S. 186.

Militärhinterbliebenengesetz. Vom 17. Mai 1907. (Nr. 3330.) Reichs-Gesetzblatt, Jahrgang 1907, Nr. 21, S. 214.

Morgenroth, Die Sommersterblichkeit der Säuglinge in den deutschen Großstädten.
Zeitschrift für die gesamte Staatswissenschaften. Herausgegeben von Dr. K. Bücher.
69. Jahrgang, Heft 2. Verlag der H. Lauppschen Buchhandlung, Tübingen.

Niestroy, Gleichstellung unehelicher Kriegerwaisen mit den ehelichen? Concordia, Zeitschrift der Zentralstelle für Volkswohlfahrt, Berlin. XXII. Jahrgang 1915, Nr. 18.

Nürnberg während des Krieges. Wirtschaftliche Lage und soziale Fürsorge 1. August
bis 1. November 1914. Herausgegeben vom Statistischen Amt. Nürnberg 1914.
Buchdruckerei Robert Stich, Nürnberg.

Prinzing, Handbuch der Medizinischen Statistik. Verlag Gustav Fischer, Jena. 1906.
— Besprechung von Rott, „Die Einwirkung des Krieges auf die Säuglingssterblichkeit
und die Säuglingsschutzbewegung" in: Archiv für Soziale Hygiene und Demographie. 11. Band, 1916, 3. Heft, S. 385. Verlag F. C. W. Vogel, Leipzig.

Rahts, Ermittelung der Säuglingssterblichkeit in Kriegszeiten. Deutsches Statistisches
Zentralblatt. 8. Jahrgang, Nr. 7, August—Septbr. 1916. Verlag B. G. Teubner, Leipzig.

Reichswochenhilfe, Wie ist die .... fortzuführen? Soziale Praxis und Archiv für Volkswohlfahrt. 25. Jahrgang, 13. Januar 1916, Nr. 15. Verlag Duncker & Humblot,
München-Leipzig.

Rott, Die Einwirkung des Krieges auf die Säuglingssterblichkeit und die Säuglingsschutzbewegung. Zeitschrift für Säuglingsschutz. VII. Jahrgang, Heft 5/6, Mai/Juni
1915, Verlag Georg Stilke, Berlin.

Rundschreiben des Reichskanzlers vom 18. August 1914 (I A 7531) und 28. September
1914 (I A 8465), an die Bundesregierungen, betreffend die Einwirkung der aus Anlaß
des Krieges aus öffentlichen Mitteln gewährten Zuwendungen auf öffentliche Rechte.

Statistisches Jahrbuch für das Deutsche Reich. 36. Jahrgang 1915, S. 40.
Dasselbe. 37. Jahrgang 1916, S. 10.

Statistisches Jahrbuch für das Königreich Bayern. 12. Jahrgang 1913.
Dasselbe. 13. Jahrgang 1915.

Tätigkeitsberichte des Versicherungsamtes der Stadt München, Abt. für Wochenhilfe.

Tomforde, Das uneheliche Kind und der Krieg. Frankfurter Zeitung, I. Morgenblatt,
29. Dezember 1915.

Verfügung des Regierungspräsidenten vom 8. Mai 1913, betreffend das Haltekinderwesen
im Regierungsbezirk Düsseldorf. Zeitschrift für Säuglingsschutz, V. Jahrgang,
Heft 9, September 1913.

Veröffentlichungen des Kaiserlichen Gesundheitsamtes. Verlag Julius Springer, Berlin.
36. Jahrgang 1912.
37. Jahrgang 1913.
38. Jahrgang 1914.
39. Jahrgang 1915, insbesondere Nr. 40.
40. Jahrgang 1916, insbesondere Nr. 5 u. 15.

Zeitschrift des K. Bayer. Statistischen Landesamtes. Jahrgang 1913, Heft 4.

Springer Fachmedien Wiesbaden GmbH